Wunibald Müller
Ich wage mich in meine Dunkelheit

Wunibald Müller

Ich wage mich in meine Dunkelheit

Der Depression begegnen

Vier-Türme-Verlag

Bibliographische Information der Deutschen Bibliothek
Die Deutsche Bibliothek verzeichnet diese Publikation in der Deutschen
Nationalbibliographie. Detaillierte bibliographische Daten sind im Internet
über http://dnb.ddb.de abrufbar.

1. Auflage 2009
© Vier-Türme GmbH, Verlag, Münsterschwarzach 2009
Alle Rechte vorbehalten

Lektorat: Dr. Kristin Haas-Heichen
Umschlaggestaltung: Elisabeth Petersen, München
Umschlagmotiv: Kim Steele, Photodisc, gettyimages
Gesamtherstellung: Friedrich Pustet KG, Regensburg
ISBN 978-3-89680-411-2

www.vier-tuerme-verlag.de

INHALT

Vorwort

Von C. G. Jung soll die Aussage stammen, die Depression sei mit einer Dame in Schwarz vergleichbar. Trete sie auf, empfiehlt er, sie nicht wegzuschicken, sondern sie als Gast zu Tisch zu bitten und zu hören, was sie zu sagen hat. Diese Aussage des Tiefenpsychologen C. G. Jung erinnert an die Spiritualität von unten, die uns auffordert, in unseren Gedanken und Gefühlen, in unserer Leidenschaft und unseren Bedürfnissen zu versuchen, Gottes Stimme zu hören.

Man kann Depression zunächst von der medizinischen Seite her betrachten, die in der Depression eine psychische Krankheit sieht. Dann kann man den Blick dafür weiten, in manchen Erfahrungen, die man als Depression bezeichnet, existenzielle und spirituelle Aspekte wahrzunehmen und zu entdecken. Damit erkennt man die Domäne der Medizin und Psychotherapie in Sachen Depression an, haben sie doch die Depression zu ihrem Thema gemacht und sich auf die vielfältigste Weise damit befasst. Und das ist auch nicht von vornherein schlecht so, wenn man sich einmal ansieht, welche große Hilfe durch Medizin und Psychotherapie depressiven Menschen erwiesen wurde und wird.

Ohne diese Leistungen schmälern zu wollen, kann man natürlich auch das Ganze mit einer existenziellen und spirituellen

Betrachtungsweise angehen und bei dem Phänomen, das wir Depression nennen, beginnen, um dann die psychologischen und medizinischen Aspekte angemessen zu würdigen. Eine solche Vorgehensweise kann helfen, einige tiefer liegende und grundsätzliche Dimensionen dessen, was wir Depression nennen, zu erkennen. Der Pathologisierung der Depression wird dadurch ergänzend eine Entpathologisierung der Depression entgegengesetzt.

Diesen Ansatz verfolge ich mit meinen Ausführungen. Ich versuche, dem medizinischen, psychotherapeutischen und dem spirituellen Ansatz gerecht zu werden, auch weil ich darin keine Gegensätze sehe. Ich will damit den Leser und die Leserin dazu ermutigen, Depressionen und Erfahrungen von Dunkelheit nicht einfach zu übergehen, sondern zunächst einmal auf sie zu hören. Es ist davon auszugehen, dass sie einen Sinn haben und dass es darauf ankommt, sie zu verstehen, ja zu erkennen, was uns diese Erfahrungen sagen möchten. Ich möchte den Leser dazu anregen, in einen Dialog mit seiner Dunkelheit und Depression zu treten, sie also nicht zu schnell auf die Seite zu schieben oder zu versuchen, sie »weg zu machen«. Vielmehr sollte man sich in seine Dunkelheit hineinwagen, ja durch die Dunkelheit hindurchgehen, anstatt sie zu umgehen.

Das gilt vor allem für die leichteren und mittelschweren Formen von Depressionen und Erfahrungen von Dunkelheit. Bei schweren Depressionen ist ein solcher Dialog in der Regel nicht möglich. Hier steht die Linderung der Depression, sei es durch Psychopharmaka, psychiatrische oder psychotherapeutische Gespräche, im Vordergrund. Ein Überblick über die unterschiedlichen Erscheinungsformen von Depressionen soll daher bei der Entscheidung, wann welche Hilfe angebracht und möglich ist, helfen.

Im Zusammenhang mit Depressionen taucht immer häufiger, auch in der Beratungssituation, die Dunkle Nacht auf. Nach meiner Einschätzung ist es sowohl für die geistliche Begleiterin als auch für den Arzt und den Psychotherapeuten wichtig, gut darüber informiert zu sein, um was es sich dabei handeln kann – auch um besser unterscheiden zu können, wann eine Depression und wann eine Dunkle Nacht vorliegt. Deshalb gehe ich in meinen Erläuterungen auch ausführlicher auf die Dunkle Nacht ein.

Schließlich zeige ich einige Wege auf, die helfen können, der Dunkelheit in unserem Leben und den Depressionen zu begegnen, besser mit ihnen umzugehen und sie gegebenenfalls auch überwinden zu können. Dabei werde ich in besonderer Weise psychotherapeutische und spirituelle Aspekte und Ressourcen berücksichtigten.

Danken möchte ich meinen Freunden Reiner Artner und Michael Kropp, beide Psychiater, für wertvolle Informationen. Herrn Thomas Böhm vom Vier-Türme-Verlag danke ich für die unkomplizierte Zusammenarbeit, Frau Kristin Haas-Heichen für die Bearbeitung des Manuskripts.

Wunibald Müller

I. Die vielen Gesichter der Depression

Depression ist inzwischen eine Allerweltskrankheit. Sie gehört mit ganz unterschiedlichen Ausprägungen zum täglichen Leben. Man schätzt, dass 10 bis 20% aller Patienten, die einen niedergelassenen Arzt aufsuchen, depressiv sind, auch wenn sie sich dessen nicht bewusst sind und über körperliche Symptome klagen. Das Risiko, einmal im Leben depressiv zu werden, beträgt für Männer zwischen 10 bis 15%, für Frauen zwischen 20 bis 30%, dabei ist die Tendenz steigend. Es handelt sich hier jedoch vorwiegend um eher kürzer auftretende depressive Verstimmungen, die aber durchaus eine vorübergehende Einschränkung der Lebensführung zur Folge haben können. Im Unterschied zu schweren depressiven Erkrankungsformen, die bei einer eher verschwindend kleinen Minderheit auftreten. (Vgl. Hell 1998, 42 und 171)

Im Laufe der Geschichte hat sich der Begriff für das, was wir heute unter Depression verstehen, gewandelt. Die Griechen sprachen von »Melancholie«, was man mit »Schwarzgalligkeit« übersetzen könnte. Im Mittelalter wurde der schwermütige Zustand als »acedia«, also »Trägheit«, bezeichnet. Mit dem Aufkommen der naturwissenschaftlichen Medizin begann sich im 19.

Jahrhundert zunehmend der Begriff der »Depression«, »Niedergeschlagenheit«, durchzusetzen. (Vgl. Hell 1998, 26)

Augenblicklich ist eine Tendenz festzustellen, die der Pathologisierung der Depression als funktionelle Hirnstörung eine Entpathologisierung unter den Begriffen »Burnout« und »spirituelle Krise« entgegensetzt. (Vgl. Hell, in: Bäumer/Plattig, 2008, 12)

Die Ausbreitung von depressiven Erkrankungen hat eine Vielzahl von Ursachen, auf die ich hier nicht eingehen kann. Zum Teil werden sie aber bei der näheren Betrachtung der Fragestellung, welcher Sinn hinter einer Depression stehen kann, deutlich. Wirtschaftliche Krisen spielen dabei unter anderem eine zentrale Rolle. »Denn gerade wenn Arbeit die Quelle ist, die unser eigenes Selbstbild und Selbstbewusstsein massiv prägt, ist natürlich umgekehrt Arbeitslosigkeit eine massive Gefahr, die dann oft in der Reaktion zu Depressionen führt.« (Mielke 2007, 60)

Kennzeichen und Formen von Depressionen

Bei der Depression handelt es sich um ein vielschichtiges Phänomen, das viele Gesichter kennt. Santuzza Lischi-Coradeschi (1992, 5f) beschreibt den Augenblick, in dem sie ihre Depression geradezu überfiel:

»Es ist zehn Uhr vormittags, der 13. April 1969. Plötzlich war es, als wenn ohne irgendeine Vorankündigung in meinem Gehirn der Knopf für Lebenslust, Tatendrang und die Freude am Dasein abgeschaltet worden wäre. Von einem Augenblick auf den anderen scheint die Sonne nicht mehr. Meine schöne große Wohnung kommt mir dunkel und eng vor. Auch mein dreijähriger Sohn Simone, der sich erst seit kurzem von einer schweren Krankheit erholt hat, unter der er seit seiner Geburt leidet, bereitet mir keine Freude mehr, sondern ist Anlass meiner tiefen Unzufriedenheit.

Ich bin unzufrieden, wahnsinnig unzufrieden und traurig, besser gesagt, ich bin verzweifelt und habe Angst. Es ist eine körperlich spürbare Angst, die in mir wie mit einer Schaufel gräbt und mich ganz aushöhlt. All das geschieht mit mir, und ich weiß nicht warum. Es gibt keinen vernünftigen Grund, der diesen Seelenzustand erklären könnte. Ich weiß, es ist so, als würde ich mich über das schöne Wetter beklagen. Ich habe alle Voraussetzungen, um die glücklichste Frau der Welt zu sein. Also weshalb dann diese erdrückende Unzufriedenheit? Warum kenne ich ihren Grund nicht? Ich fühle mich wie eine Tote, die noch am Leben ist, wie eine, die noch lebt, obwohl sie schon tot ist.

Ich versuche, darüber hinwegzukommen, indem ich mir einrede, dass es nur ein Traum ist, ein Albtraum, der nicht ewig andauern kann. Es ist ganz plötzlich passiert und wird genauso wieder vorbeigehen. Aber dieser Ansatz von Logik nützt gar nichts. Es hat keinen Sinn, es herunterzuspielen. Es ist, als wenn mir etwas Düsteres auf der Seele lasten würde und meine Gliedmaßen wehrlos dagegen wären. Zwischen mir, der Welt und der Natur, dem Leben liegt etwas Schweres, wie ein Stein, das stumm wie ein Grab ist. Wie kann man dieses Todesgefühl mitten in der Blüte des Lebens empfinden? Mitten im Strudel heftiger Leidenschaften?

Nicht nur in meinem Kopf, auch in meinem Körper geht etwas Erschreckendes vor sich: Ich fühle, dass mich etwas niederdrückt, immer tiefer, bis ich ganz am Boden bin. Vor allem mein Magen scheint nach unten gefallen zu sein, ich habe ein Gefühl, als wenn er auf dem Boden streifen würde. Mein ganzer Körper scheint zur Erde herunter zu streben. Ich kann mich nicht mehr auf den Beinen halten. Ich spüre, wie in meinem Gesicht die Wangen schwer werden, ich spüre, wie sie herabfallen, es kostet mich Mühe, sie an den Schläfen festzuhalten. Ich sehne mich danach, diesem Gefühl nachzugeben, mich auf dem Boden auszustrecken und mich gehen zu lassen.«

Kennzeichen der Depression

Kennzeichen für eine möglicherweise vorliegende Depression sind unter anderem:

» Schlafstörungen wie Einschlafschwierigkeiten, Durchschlafstörung, morgendliches Früherwachen
» Erhöhtes Schlafbedürfnis; wenig Energie oder ständige Müdigkeit und Langeweile
» Gefühle von Unzulänglichkeit oder Schuld
» Interessens- und Motivationsverlust in Bezug auf Tätigkeitsbereiche, die vorher als wichtig galten
» Verminderte Aufmerksamkeit und Konzentrationsfähigkeit; Grübeln, Gedankenkreisen
» Rückzug von Gruppen und Freunden
» Sexuelles Desinteresse
» Körperliche und geistige Verlangsamung; Leibgefühlstörungen wie Druckgefühle oder Schweregefühle
» Gesteigerte Reizbarkeit
» Pessimistische Sicht der Zukunft; Freudlosigkeit; Gefühl von Hilflosigkeit und Hoffnungslosigkeit
» Dem Weinen nahe sein; weinen; trauriger Gesichtsausdruck oder aber auch Nicht-Weinen-Können
» Gedanken an Tod und Suizid

Diese Symptome können in verschiedenen Kombinationen auftreten und sind je nach dem Grad einer Depression von unterschiedlicher Intensität. Es lassen sich verschiedene depressive Erkrankungsformen feststellen. Eine Unterscheidung kann helfen, eine Depression besser erkennen und diagnostizieren zu können.

Endogene Depression

Zu den endogenen (von innen heraus entstehenden) Depressionen zählen die klassische Melancholie, auch Gemütskrankheit genannt, bei der das Vollbild einer Depression vorliegt. Sie zeigt sich in gefühlsmäßiger Herabgestimmtheit, Freudlosigkeit, Minderwertigkeitsgefühlen, Schuldgefühlen, die sich bis zu depressivem Wahn steigern können. (Vgl. Wolfersdorf 2002, 50) Beim depressiven Wahn fühlt sich der Betroffene als schuldig, sündig und dem Untergang geweiht. Man spricht hier auch von einer *psychotischen* Depression, die über eine einfühlbare und verständliche Reaktionsweise hinausgeht und oft mit Wahnideen oder Halluzinationen einhergeht.

Auch die *manisch-depressive* Depression, die zwischen depressiven und manischen Zuständen wechselt (»himmelhoch jauchzend, zu Tode betrübt«) kann den endogenen Depressionen zugeordnet werden. In der depressiven Phase zeigen manisch-depressive Patienten die charakteristischen Symptome einer schwereren Depression, wie ein merklich vermindertes Interesse an gewohnten Aktivitäten, Veränderungen der Schlafgewohnheiten und des Appetits, Energiemangel, Gefühle von Wertlosigkeit oder exzessive Schuldgefühle.»In der manischen Phase schlagen die Symptome nahezu völlig ins Gegenteil um. Das manische Element kann sich durch Hochstimmung, Hyperaktivität, aggressives Verhalten, Reizbarkeit, Grandiosität und verminderte Urteilsfähigkeit ausdrücken.« (Rosen/Amador 1998, 48f) Folgendes Fallbeispiel für eine manisch-depressive Frau stammt von Laura Epstein Rosen und Xavier Francisco Amador (1998, 48f):

»Gloria, eine achtundvierzigjährige Frau, durchlebte im vergangenen Jahr eine Phase der Niedergeschlagenheit, Traurigkeit und Apathie, die mehrere Monate lang andauerte. Aber zurzeit geht es ihr einfach phantastisch, wie sie es selbst ausdrückt. Sie hat mehr Energie als je zuvor, arbeitet sechzehn Stunden pro Tag an ihrem ersten Roman und erzählt, dass sie eine brillante Idee für ein Drehbuch habe. Bekannte im Fitnessclub sind beeindruckt von Glorias Lebendigkeit und Ausdauer. Doch Freunde, die ihr näherstehen, spüren Spannungen in ihren Beziehungen zu ihr und machen sich Sorgen, dass sie zu viel des Guten tut. Eine Freundin machte vor kurzem die Bemerkung, Gloria wirke so, als stehe sie die ganze Zeit über unter Dampf. Ihr Mann klagt darüber, dass er nicht mehr so gut mit ihr auskomme wie früher. Er sagt: ›Ich kann sie in letzter Zeit kaum verstehen, weil sie so schnell redet und von einem Thema zum anderen springt.‹«

Psychogene Depression

Bei den psychogenen Depressionen lässt sich ein deutlicher Zusammenhang herstellen zwischen einem Auslöser für die Depression und der Depression. Im Unterschied zur endogenen Depression ist die psychogene Depression oft einfühlbarer. Die Betroffenen glauben, so Daniel Hell, im Gegensatz zu den *schwermütigen* Menschen, ein Stück weit zu verstehen, was ihnen geschieht. Sie *nehmen* einen Verlust *schwer*.

Reaktive Depression
Zu den psychogenen Depressionen zählt zunächst die reaktive Depression. Man spricht davon, wenn äußere Umstände Auslöser für die Depression sind. So können reaktive Depressionen nach einschneidenden Veränderungen der Lebensverhältnisse, wie dem Verlust des gewohnten Lebensraumes, einem Wechsel im Beruf,

nach einem Umzug, nach einer Pensionierung, ja selbst im Urlaub auftreten. Entscheidend ist dabei nicht nur das äußere Ereignis, sondern das Erleben einer Veränderung, der Verlust an Geborgenheit, die Ungewissheit einer neuen Lebenssituation.

Im folgenden Fallbeispiel, das ich in Auszügen und leicht verändert nacherzähle, berichtet Roy Fairchild (1980, 8f), von Herrn Meier, bei dem das Ereignis, das zu einer Depression führt, eine Beförderung zum Oberstudiendirektor ist. Diese an sich zunächst erfreuliche Tatsache führt zum Verlust von etwas, was ihm bisher viel bedeutete: Zeit zum Schreiben zu haben. Außerdem bringt die neue Situation mit sich, dass er sich ständig überfordert und unsicher fühlt, da er Zweifel hat, ob er seiner neuen Aufgabe gerecht wird. Seine Lebenszufriedenheit nimmt ständig mehr ab.

Vor acht Monaten wurde Herr Meier zum Direktor eines humanistischen Gymnasiums ernannt. Herr Meier, Lehrer für Deutsch, war beliebt bei seinen Schülern. Er verstand es, das Interesse der Schüler für dieses Fach zu wecken. Ein Kollege und guter Bekannter registriert, dass Herr Meier seit dessen Beförderung eher ängstlich als froh wirkt. Er erweckt den Eindruck, dass ihn irgendetwas belastet. Er sieht oft sehr traurig aus. Der Kollege spricht Herrn Meier auf seine Beobachtungen an. Sofort sprudelt es aus Herrn Meier heraus. Er sagt, es sei offensichtlich ein Fehler gewesen, sich zum Direktor ernennen zu lassen, damit aber seine eigentliche Tätigkeit als Lehrer aufzugeben und jetzt vor allem Verwaltungsarbeit zu leisten. Er fühle sich überfordert und das, was er tun müsse, sei alles andere als das, was er erwartet hatte. Er stehe immer im Mittelpunkt des Interesses, müsse schnelle Entscheidungen treffen, sei so etwas wie ein Manager. Manchmal fühle er sich so schlecht, inkompetent und letztlich unbedeutend, dass er gar nicht mehr richtig seiner Aufgabe nachkommen könne. Er vertraue nicht länger seinen Entscheidungen. Er könne immer weniger auf das, was von ihm gefordert würde, reagieren, mit dem Ergebnis, dass die Stapel auf seinem Schreibtisch immer höher würden. Er habe Angst, öffentlich als Direktor aufzutreten, und immer wieder die Vorstellung, dass er krank würde, um solche Auftritte zu vermeiden. Er denke nicht selten über den Tod nach und lese die Todesanzeigen sorgfältiger als je zuvor. Vielleicht würde er ja an einem Herzinfarkt sterben und damit den Job los haben. Das wäre immerhin eine Möglichkeit. Der Kollege hört aufmerksam zu und ist erstaunt über die Veränderung, die sich bei Herrn Meier seit seiner Beförderung zum Direktor ergeben hat. Da stand ein einst beliebter und erfolgreicher Lehrer vor ihm, der kurz nach seiner Beförderung von sich glaubt, am Ende zu sein. Der Kollege fragte, was er denn aus seinem früheren Leben vermisse, was er denn glaube verloren zu haben. Unter Tränen erzählt Herr Meier von seiner Tätigkeit als Lehrer, seinem Schreiben, der Zeit, die er früher zum Lesen hatte. Er fuhr fort: »Vor einiger Zeit nahm ich Tolstois ›Der Tod des Ivan Illysch‹ in die Hand und entdeckte mich selbst darin. ›Der wirkliche Schrecken des Todes‹, sagt Tolstoi, ›ist die Erkenntnis, dass wir nicht tatsächlich unser Leben gelebt haben, dass wir nicht das taten, wonach wir uns zutiefst sehnten.‹ Ich komme mir vor wie in einer Nussschale.«

Neurotische Depression
Neurotische Depressionen, zu denen auch die Dysthymia gerechnet wird, können ausgelöst werden durch Trennungen, angenommene Abwertungen durch andere wie Ablösung von den Kindern, Heirat eines Kindes, Vernachlässigung; die Änderung des Status quo, der bisher Geborgenheit vermittelte, etwa durch Umzug, Beförderung, Schwangerschaft; generell Situationen der Verselbstständigung und des Alleinseins.

Bei neurotischen Depressionen liegt jedenfalls ein Auslöser vor, zum Beispiel eine Verlusterfahrung, die entsprechend einer lebensgeschichtlich erworbenen, neurotischen Problemstrategie verarbeitet wird. Man spricht hier von einem »Schlüssel-Schloss-Prinzip« (Wolfersdorf 2002, 53). So kann eine Kündigung als eine Kränkungssituation gewertet werden, die dann wie ein Schlüssel in eine früh erworbene Selbstwertproblematik – das wäre das Schloss – passt und die entsprechenden Gefühle von Ungeliebt-sein und Nichtbeachtung wachruft. Solche neurotischen Depressionen können sich oft länger als zwei Jahre hinziehen. Man findet sie vor allem bei Menschen vor, die den Hang haben, sich an andere zu klammern, die leistungsorientiert und rigide gewissenhaft sind und die Tendenz haben, ihre aggressiven Gefühle gegen sich selbst zu richten.

Im folgenden Fallbeispiel, das ich leicht verändert von Roy Fairchild (1980, 7f) übernehme, zeigt sich eine Art Mischform von reaktiver und neurotischer Depression. So kann einer reaktiven Depression ein ungewöhnlicher Konflikt – eine tief greifende Kränkung, eine Selbstwertkrise, nicht verarbeitete Schicksalsschläge – zugrunde liegen, der durch ein äußeres Ereignis wieder wachgerufen wird.

Bei Angelika ist das auslösende Moment der Depression die Teilnahme an der Taufe von Freunden. Die Teilnahme an der Taufe hat in ihr den Schmerz über den Verlust ihres Kindes wachgerufen, den sie noch nicht angemessen verarbeitet hat und der jetzt ihre Depression mit bewirkt.

Angelika, Hausfrau, 30 Jahre alt, hat sich in ihrer Kirchengemeinde in den letzten Monaten besonders stark für junge Ehepaare engagiert. Bei einem seelsorglichen Gespräch mit dem Pfarrer der Gemeinde sagt sie gleich zu Beginn unter Tränen, dass sie nicht länger mit den jungen Ehepaaren arbeiten könne. Sie habe im Moment das Gefühl, alles in ihrem Leben breche zusammen; ja, sie sei sich nicht sicher, ob sie nicht verrückt werde. Sie müsse sich von allem zurückziehen, was sie in ihrer Gemeinde tue und in der Schule ihres Sohnes getan habe. Sie empfinde darüber eine große Schuld. Der Seelsorger fragt sie, ob denn vor kurzem etwas passiert sei, das erkläre, warum sie augenblicklich so durcheinander sei. »Vor zwei Wochen, als Sie das Kind von Familie Hansen tauften, musste ich unwillkürlich weinen.« Sie berichtet weiter, dass sie sich seit dieser Zeit sehr schlecht fühle und unter großer Schlaflosigkeit leide. Es falle ihr schwer, am Morgen aufzustehen. Manchmal schlafe sie noch, wenn Hans, ihr Mann, das Haus verlässt, um zur Arbeit zu gehen. Dabei finde sie es ziemlich schlimm, dass sie ihm nicht das Frühstück mache. Sie selbst leide unter Appetitlosigkeit. In diesem Moment erinnert sich der Seelsorger an den Tod von Angelikas und Hans' drittem Kind kurz nach der Geburt. Es war vor etwa zwei Jahren. Aber er behält diese Erinnerung und diesen Gedanken für sich. Konnte es sein, so fragt er sich innerlich, dass Angelika noch nicht genügend Trauerarbeit geleistet hat? Er ist verwundert. Ihre Lebendigkeit und ihre Aktivität innerhalb der Kirchengemeinde hatten ihn zu der Überzeugung geführt, dass sie dieses tragische Ereignis ziemlich gut überstanden habe.

Narzisstische Depression

Eine Sonderform der neurotischen Depression stellt meiner Ansicht nach die narzisstische Depression dar. (Vgl. Wunderli 1990, 88f) Bei der narzisstischen Depression stehen folgende Symptome im Vordergrund:

» Das Gefühl einer inneren Leere
» Arbeitsunlust
» Unspezifische Ängste

» Störungen in Beziehungen zu anderen Menschen
» Schwierigkeiten, die eigenen Gefühle und Bedürfnisse wahr-
   zunehmen und zu leben
» Größenphantasien

Nach Jürg Wunderli (1990, 44) sind die Sehnsucht nach Zunei-
gung und Geborgenheit und der Wunsch, sich in einer liebenden
Bezugsperson zu spiegeln und dabei doch als eigenes Wesen mit
seiner Eigenart wahrgenommen zu werden, von existenzieller Bedeutung. Ihre Befriedigung ist entscheidend für die Entwicklung
eines gesunden Selbstwertgefühls. Man kann dieses Bündel von
Bedürfnissen, Wünschen und Sehnsüchten als *normalen Narziss-
mus* bezeichnen, der für jeden Menschen zutrifft. Fehlt die be-
schriebene Art der Zuwendung, kann es zu Fehlentwicklungen
kommen wie im Fall der narzisstischen Depression. Ein zentrales
Leidsymptom der narzisstischen Depression ist die *innere Leere*.
Sie äußert sich darin, dass die davon betroffenen Menschen über
Arbeitsunlust, Arbeitshemmung und Freudlosigkeit ihres Daseins
klagen. Sie wirken stumpf, passiv, kraftlos, außer Stande, sich über
irgendetwas zu freuen, und sind ohne wirkliches Engagement
dem Leben gegenüber. Diese innere Leere erweckt den Eindruck
von Hilflosigkeit. Nicht selten sind auch Angehörige, Freunde
und Therapeuten hilflos, wenn sie der Verzweiflung, die die innere Leere beim narzisstisch Depressiven bewirkt, gegenüberstehen.
Wunderli (1990, 47) berichtet darüber aus der therapeutischen
Arbeit mit seiner Patientin Franziska, die an einer narzisstischen
Depression litt:

»Die Stunden mit ihr waren immer wieder ›er-füllt‹ von einer
hoffnungslosen Leere. Franziska sagte fast nichts, fühlte sich
aber am Schluss der Stunde meist viel wohler und erleichtert,
obwohl auch ich meistens schwieg, als ob sie ihre Last bei mir

hätte deponieren können. So schrieb ich einmal in meinen Notizen nach der Sitzung: Immer dasselbe bei ihr; sie kommt vielleicht noch recht aufgeräumt, wird aber während der Stunde vom Gefühl einer großen Ohnmacht und Leere beherrscht. Dann, auf dem Heimweg, erzählt sie, fühle sie sich in der Regel erleichtert und entspannt. Sie hat auch schon gesagt, sie bekomme von mir viel Kraft. Dabei sage ich ja fast nichts, tue nichts, außer dass ich da bin. Und ich selber bin während der Sitzung grenzenlos frustriert. Es ist wirklich, als wenn ihre Gefühle der Leere auf mich übergingen. Es findet in der Gegenübertragung ein Austausch statt. Sie tankt bei mir auf, und ich werde müde und schläfrig.«

Manchmal sind diejenigen, die an einer narzisstischen Depression leiden, sich nicht bewusst, dass sie innerlich leer sind, da sie gewohnt sind, ihre Gefühle zu verdrängen. Sie überspielen die Leere, indem sie ständig etwas vorhaben, innerlich rastlos sind. Sie bringen es sogar fertig, dass man von ihnen den Eindruck gewinnt, sie seien besonders aktiv und dynamisch. Sie rennen von einem Termin zum anderen, geschäftlich wie privat, und erwecken dadurch den Eindruck, voll im Leben und voll in der Arbeit zu stehen. Hinter der Fassade eines solchen Menschen offenbart sich aber eine trostlose, gähnende Leere. Bei diesen Menschen läuft vieles rein mechanisch ab, die Haltung, die Gestik, die Mimik, die Art, wie sie sprechen – der ganze Mensch wirkt blutlos und gestellt. Auch wenn sie bestens funktionieren, sind sie in Wirklichkeit unlebendige Menschen.

Solche Menschen neigen dazu, so Wunderli (1990, 53f), »ihre seelische Energie in ihre *Fassade* zu investieren. Anstelle des Gefühlslebens wird die Fassade zentral wichtig für sie ... Da sie sich überaus korrekt zu benehmen pflegen, haben sie beruflich auch gute Aufstiegschancen, was ihnen sehr wichtig ist, da sie meistens ehrgeizig sind. Nicht selten entscheidet sich ein solcher

Mensch für einen Beruf, in dem er sich für andere einsetzen muss. Das hat damit zu tun, dass es ihm viel schwerer fällt, eigene Nöte, Ängste, Unzulänglichkeiten etc. zuzulassen, als sich um die entsprechenden Anliegen anderer zu kümmern. Natürlich wäre es zu einseitig und auch falsch, jeden Arzt, Pfleger, Therapeuten, Sozialarbeiter, Pfarrer oder Lehrer in seiner Berufung in Frage zu stellen und als Fassadenmenschen, der gerne Lorbeeren erntet, abzuqualifizieren«.

Doch diese Berufe eignen sich besonders gut, die Entwicklung des eigenen Gefühlslebens hintanzustellen. Ein Beispiel dafür ist Pfarrer Gold in folgendem Fallbeispiel:

Pfarrer Gold erfreut sich großer Beliebtheit in seiner Gemeinde. Er predigt gut, die Leute fühlen sich von ihm verstanden. Selbst von anderen Gemeinden kommen am Sonntag die Gläubigen, um ihn zu hören und an seinem Gottesdienst teilzunehmen. Nach außen hin erweckt er den Eindruck, bescheiden zu sein, ja als habe er etwas dagegen, so gefragt und beliebt zu sein. Für sich selbst aber weiß er sehr wohl, wie sehr er sich geschmeichelt fühlt, so gut bei den Menschen anzukommen. Kommen einmal an einem Sonntag nicht so viele Menschen, registriert er das sehr wohl und grübelt darüber nach, ob er das letzte Mal etwas falsch gemacht habe. Wenn von ihm etwas in der Zeitung berichtet wird, tut er nach außen hin so, als bedeute ihm das nichts, in Wirklichkeit kann er es aber kaum erwarten, dass endlich wieder etwas über ihn geschrieben wird, am besten noch mit einem gut getroffenen Bild von ihm. Als er zu seinem großen Erstaunen im Pfarrgemeinderat mit seinem Vorhaben, den Kircheninnenraum zu renovieren, scheitert, ist er tief gekränkt. Er war sich so sicher, dass die Pfarrgemeinderatsmitglieder ihn in dieser für ihn so wichtigen Angelegenheit nicht im Stich lassen würden. Sie, die ihn doch so sehr liebten und bewunderten. Er fällt im wahrsten Sinne des Wortes aus allen Wolken, auf den Boden der Wirklichkeit, seiner Wirklichkeit. Zu der gehört aber auch sein geringes Selbstwertgefühl, sein Gefühl, letztlich nichts wert zu sein. Ein Gefühl, das durch die positiven Reaktionen, die er in der Pfarrei erfahren durfte, überdeckt, aber nicht wirklich verschwunden war. Der einst so beliebte Pfarrer zieht sich immer mehr zurück, wird zunehmend unsicherer, verliert immer mehr Lust an seiner Arbeit, bis er schließlich antriebslos und depressiv wird, bis dahin, dass er nicht länger seinem Dienst nachkommen kann.

Ein angeknackstes Selbstwertgefühl ist ein weiteres Kennzeichen der narzisstischen Depression. So meint Wunderli (1990, 56f):

»Das schwache Selbstwertgefühl eines Menschen, der sich nicht hinter einer perfekten Fassade zu verbergen weiß, zeigt sich auf mancherlei Art und Weise: Er glaubt nicht an sich selbst und findet deshalb auch keine Basis in sich; es fehlen ihm innere Sicherheit und Geborgenheit; er kann sich nicht so akzeptieren, wie er ist, denn er sollte doch eigentlich ganz anders sein; er kann sich deshalb im Grunde selber auch nicht lieben; hat keine innere Heimat. Alle Patienten ... sind äußerst kränkbar, das heißt, sie ertragen keine Kränkungen. Schon objektiv geringfügige Verunglimpfungen können eine Gekränktheit auslösen, die lange anhält.«

Da das Selbstwertgefühl das Gefühl für den eigenen Wert darstellt und innere Sicherheit und seelisches Wohlbehagen schenkt, findet in jeder Depression eine Schwächung des Selbstwertgefühls statt. Bei der narzisstischen Depression ist ein schwaches Selbstwertgefühl aber das entscheidende Kennzeichen neben den Größenphantasien, die die erlebte innere Leere überdecken sollen.

Die Betroffenen können diese Situation nur aushalten, wenn sie sich als groß, bedeutend und mächtig erleben. Für Jürg Wunderli (1990, 79) ist Monika ein Beispiel dafür:

»Monika bekennt erst nach vierjähriger Therapie, dass sie eigentlich ständig bewundert werden möchte. Sie kann es jetzt formulieren; aber noch ist in ihr der Wunsch, der Therapeut möchte in ihre Größenphantasien einstimmen und sie in diesem Moment für alle Vorzüge, die sie so gerne haben möchte, loben – was ihr ein Gefühl von Macht gibt –, und sie ist sehr frustriert, dass ihr dies in der gewünschten Form nicht zuteilwird ... Das Versinken in die totale Selbstentwertung hat auch etwas Größenphantastisches an sich; Minderwertigkeitsgefühle sind die Kehrseite vom Größenwahn! Monika kennt diese völlig irrationale Selbstentwertung, die sie durch den Wunsch, toll gefunden zu werden, überdecken möchte: Niemand ist so gering, schwach, so schlecht, so blöd wie sie! Man darf aber nicht übersehen, dass der Depressive gerade auf diese Weise Macht über seinen Partner bekommt. Er zieht ihn durch seine selbstzerstörerische Selbstentwertung zu sich herab in die Schwärze der inneren Nacht und verleibt sich den anderen durch seine Depression sozusagen richtiggehend ein.«

Depressive Entwicklung

Depressive Entwicklungen, zu denen auch die Erschöpfungsdepressionen zählen, sind depressive Zustände, bei denen eine lange anhaltende emotionale Dauerbelastung, etwa in einer Beziehung oder im Arbeitsbereich, die Ursache sein kann. So auch bei Frau F., über die Manfred Wolfersdorf berichtet:
»Die 45-jährige Frau F. berichtet: ›Ich bin immer so müde, fertig, schwindelig, und im Kreuz tut mir alles weh. Ich kann nicht

mehr so viel machen, auch nach den sechs Wochen Kur; ich habe keine Kraft mehr.‹ Gleichzeitig berichtet sie darüber, es mache ihr Angst, dass sie nicht mehr so könne, denn sie sei eigentlich immer eine 150-prozentige Arbeiterin gewesen und auch zu Hause habe sie alles 150-prozentig gemacht. Auch als Frau wollte sie immer attraktiv, lustig und lebendig sein. Dass dies jetzt nicht mehr gehe, mache ihr Angst. Zusätzlich mache ihr Ehemann ihr Druck und sagt: ›Reiß' dich zusammen, du musst arbeiten, wir brauchen das Geld.‹ Seit mehreren Jahren plage sie sich auch immer mit Kreuzschmerzen herum. Sie macht sich verantwortlich für die Drogenabhängigkeit ihres Sohnes. Sie fühlt sich als Versagerin. Nach Suizidgedanken befragt, meint sie: ›Ich bin schon oft alleine an der Bahn gestanden, mit mir hat niemand geredet, da ist eine innere Leere, aber ich möchte schon einmal alt werden, und das Gespräch ist mir wichtig, ich bin nur so unzufrieden mit meinem Leben.‹« (Woltersdorf 2002, 9f, gekürzte Fassung)

Depression und Burnout
Manchmal spricht man heute von Burnout, wenn es sich in Wirklichkeit um eine Depression handelt. Tatsächlich gibt es auch einen engen Zusammenhang zwischen dem inneren Ausgebranntsein, Burnout genannt, und Depression. Die depressive Verstimmung, der Verlust von Interesse, Traurigkeit, Trübseligkeit, Niedergeschlagenheit, das Gefühl von Unzulänglichkeit, Müdigkeit; genussunfähig zu sein, ständig zu grübeln und zu klagen, schlecht zu schlafen und alles als anstrengend zu empfinden, alles Symptome, die wir bei depressiven Menschen vorfinden, sind auch typisch für die Erfahrung von innerem Ausgebranntsein. (Vgl. Müller 1994, 32) Die anfängliche berufliche Erfüllung geht beim Burnout über in die Erfahrung von Stagnation, Frustration und Überdruss und endet schließlich im Gefühl von Gleichgültigkeit und Leere. »Es kommt zum Stillstand. Man ist sich selbst und an-

deren kaum noch zugänglich. Der Abbau führt zum Leistungsabfall, bis hin zur körperlichen und psychischen Erkrankung. ... Im
extremsten Fall endet die Apathie in Depression und existentieller
Verzweiflung.« (Abel 1995, 35)

In manchen Fällen kennt die Person, die an Burnout leidet, die
Antriebslosigkeit und Müdigkeit, die auch für die Person, die an
einer Depression leidet, kennzeichnend sein kann, erfährt aber
nicht die Traurigkeit und Sinnlosigkeit, die für eine Depression
typisch sein kann. Auch kann es sein, dass durch ein Burnout be-
dingte depressive Gefühle nicht allgemein das gesamte Leben der
betreffenden Person lähmen, sondern nur umgrenzte Bereiche.
Die Beschwerden werden dann nicht in solcher Intensität wie bei
einer Depression erlebt. (Vgl. Müller 1994, 32)

Inneres Ausgebranntsein kann auch zum Auslöser für die Entwicklung einer Depression werden. So meint Eckehard Müller
(1994, 32): »Wahrscheinlich ist berufliches Ausbrennen eine von
zahlreichen Möglichkeiten, eine Depression auszulösen, denn bei
Krankheitsbeginn im höheren Lebensalter findet man oft vor-
angegangene Trennungen, Verluste oder Belastungen. So könnte auch eine nicht bewältigte Trennung von eigenen Idealen und
Ansprüchen ihre Langzeitwirkung in einer Depression finden.«

Depression und Herzinfarktgefahr
Offenbar kann es auch einen Zusammenhang zwischen Depressionen und einem erhöhten Risiko für einen Infarkt geben. In
der *Süddeutschen Zeitung* schreibt Karl-Heinz Ladwig (2007)
von der Klinik für Psychosomatik der Technischen Universität
München:

»Wenn das Herz leidet, schlägt das aufs Gemüt. Umgekehrt
können Erschöpfung und Depression das Herz belasten. Im
Volksglauben ist dieser Zusammenhang fest verankert, doch die

Wissenschaft interessiert sich erst relativ kurze Zeit dafür. Inzwischen zeigen neue Forschungsergebnisse jedoch, wie massiv Herz und Seele aufeinander reagieren. Depressivität und negative Gefühle erhöhen die Gefahr für einen Infarkt so stark wie Bluthochdruck.«

Ladwig hat, so heißt es weiter, untersucht, wie Menschen sich verändern, bevor sie ein Infarkt trifft. Charakteristisch sei ein Leistungsabfall, ein Knick in der Lebenslinie. Nicht die typischen EKG-Veränderungen oder Enge in der Brust fielen auf, sondern die Leute waren ausgebrannt und konnten kaum Sozialkontakte aufrechterhalten. »Erschöpfungen in den sechs Monaten zuvor« seien so typisch für einen drohenden Infarkt, »dass Ärzte diesen Beschwerden mehr Aufmerksamkeit schenken sollten.«

Depressive Veränderungen treten offensichtlich häufiger bei Menschen auf, die ehrgeizig, aggressiv und leistungsorientiert sind. Sie essen oft schnell und lassen andere nicht ausreden. Sie stehen beruflich wie privat unter großer Spannung, der sie irgendwann nicht mehr standhalten können. Sie entwickeln eine pessimistische Lebenseinstellung, verlieren das Interesse an Dingen, die sie zuvor begeistert haben, und fühlen sich leer und gefühlskalt. Psychosomatiker kennen dieses Phänomen als »emotional freezing«. Die Wahrscheinlichkeit, einen Infarkt zu erleiden, wird durch ihr Verhalten erhöht. Sie ernähren sich schlecht, achten nicht auf Warnsignale des Köpers, befolgen ärztliche Ratschläge seltener und nehmen Medikamente unzuverlässiger ein.

Somatogene Depression

Bei somatogenen Depressionen (»soma« ist das griechische Wort für »Körper«) besteht ein direkter kausaler Zusammenhang zwischen einer Depression und einer körperlichen Erkrankung. So gibt es eine Reihe körperlicher Erkrankungen, die mit depressiver Symptomatik einhergehen können wie Demenz, Parkinson oder AIDS. (Vgl. Wolfersdorf 2002, 54)

Dazu muss man wissen, dass bei der Entstehung einer Depression körperliche, seelische und soziale Bedingungen vorliegen können, die zu einer psychobiogenen Disposition führen können. (Vgl. Wolfersdorf 2002, 37) Bei den körperlichen Bedingungen kann es sich um genetische Faktoren handeln, bei den seelischen um frühkindliche Mangelerfahrungen, wie das Gefühl, nicht genug geliebt oder versorgt worden zu sein (ebd., 41f). Bei folgendem Fallbeispiel sind körperliche, seelische und soziale Bedingungen von Bedeutung:

Der 52-jährige Straßenbauingenieur klagt über Kraftlosigkeit, gleichzeitig betont er stets, nicht versagen zu dürfen, noch etwas leisten zu müssen. Er weist Schlaf-, Appetit- und Libidostörungen auf, ist antriebslos, gefühllos und bis zur Schwingungslosigkeit depressiv herabgestimmt. Neben psychoreaktiven Momenten wie Scheidung, Kündigung der Arbeitsstelle, Schlaganfall und Pflegebedürftigkeit der Mutter, Misserfolg im eigenen Geschäft spielt hier sicher auch genetische Belastung eine Rolle. Sein Vater war wegen einer typischen endogenen Depression mehrfach in stationärer Behandlung gewesen, der Bruder des Vaters war durch Suizid, wahrscheinlich ebenfalls in einer Depression, ums Leben gekommen. Außerdem scheinen chronobiologische Ursachen eine Rolle zu spielen, da die Depression vor allem in den Wintermonaten (November bis Januar) auftritt. Von Seiten seiner Persönlichkeit wird er beschrieben als hundertprozentig; obwohl nach einer Sportverletzung leicht gehbehindert, ist er immer noch Langstreckenläufer, aktiver Tennisspieler; er ist ein Mensch, der an sich und auch an seine Umwelt große Anforderungen stellt, der grundsätzlich alle Planungsarbeiten als Ingenieur mehrfach macht, der bei sich selbst keinerlei Leistungseinbuße, nicht einmal infolge einer Grippe akzeptieren kann. (Vgl. Wolfersdorf 2002, 42)

Depressionen in besonderen Lebenslagen und spezielle Depressionen

Zu den Depressionen in besonderen Lebenslagen zählen die *klimakterischen* Depressionen, bei denen, so Manfred Wolfersdorf (2002, 54) neben den hormonellen Veränderungen des Klimakteriums häufig psychologische Veränderungen in der Partnerbeziehung, in der Beziehung zu den Kindern, in der eigenen Lebenskonzeption zu bewältigen sind. Weiter wird zu den Depressionen in besonderen Lebenslagen die *Wochenbettdepression* gerechnet, bei der körperlich-hormonelle Umstellungsvorgänge eine auslösende Rolle spielen, später aber auch psychologische Faktoren dazukommen können: »Aus einer intimen Zweierbeziehung wird eine Dreierbeziehung, in der der Neuling, das Kind, dominiert.« (Wolfersdorf 2002, 55)

Auch die *Altersdepression* kann man zu den Depressionen in besonderen Lebenslagen rechnen. Hier geht es oft um psychische Reaktionen, die sich aus der besonderen Situation des Alters ergeben, wie Abschied nehmen von lieb gewordenen Gewohnheiten, immer mehr körperliche und geistige Einschränkungen akzeptieren zu müssen, das Gefühl zu haben, keine gesellschaftlich wichtige Rolle mehr einzunehmen oder abgeschoben zu werden.

Frauen werden anscheinend öfter depressiv als Männer. Verstärkt lassen sich Depressionen bei Frauen nachweisen, die ihre Mutter vor der Pubertät verloren haben. (Vgl. Shields 2008, 21) Frauen, die unter dem Erwartungszwang stehen, die Bedürfnisse anderer zu erfüllen, neigen in besonderer Weise zu Depressionen. Das gilt auch, wenn sie den Eindruck haben, was immer sie in schwierigen Situationen tun, es wird einen negativen Ausgang haben. Auch, so Shields, reagieren Frauen, wenn es in ihren Beziehungen nicht klappt, eher als ihre Partner mit Depressionen, da sie verwundbarer sind.

Depression und Trauer

Vom Verlust der Trauer

Nach Informationen des Nachrichtenmagazins *TIME* nehmen 7 % der US-amerikanischen Bevölkerung Antidepressiva, wenn sie Probleme haben mit Müdigkeit, sie sich alleine fühlen oder traurig sind. *TIME* spricht von einer mentalen Drogenkultur, die sich um die Vorstellung herum entwickelt hat, dass Sich-traurig-Fühlen eine Krankheit sei. So macht der Pharmakonzern Sandoz Werbung für Tranquilizer, indem er Neubürger anspricht, die keine Freunde finden, oder Frauen, die mit ihren Kindern nicht zurechtkommen, oder Angestellte, die Probleme haben, ihren Ruhestand anzunehmen.

Es gibt inzwischen zunehmend Wissenschaftler, die überzeugend darlegen, dass viele Umstände normaler Traurigkeit fälschlicherweise als Depression diagnostiziert werden. So auch Allan Horwitz und Jerome Wakefield in ihrem 2008 erschienenen Buch *The Loss of Sadness. How Psychiatry Transformed Normal Sorrow into Depressive Disorder (Der Verlust der Trauer. Wie die Psychiatrie normale Trauer in eine Depression verwandelt)*. Die Wissenschaftler Allan Horwitz und Jerome Wakefield, der eine Psychiater, der andere Soziologe, werfen der Psychiatrie vor, normale Trauer als eine genetisch relevante Depression zu erklären. Was früher als eine normale Trauerreaktion auf eine Scheidung, Zurückweisung oder wirtschaftliche Schwierigkeiten eingestuft wurde, werde jetzt als eine Depression umgedeutet. Sie weisen darauf hin, dass die

Fähigkeit, traurig zu sein, Ausdruck unseres biologischen Erbes sei. Diese Kapazität sollte man nicht versuchen durch Drogen zu beseitigen. Der Psychiatrie wird weiter unterstellt, sich zum Richter aufspielen zu wollen, was normal und was nicht normal ist.

Ich würde das etwas differenzierter beurteilen. So sehe ich die Gefahr, dass wir heute in unserer Gesellschaft schneller dazu geneigt sind, das, was wir früher als normale Trauer betrachtet haben, als etwas Krankes zu erklären. Damit geht die Erwartung einher, dass die Medizin uns etwas anbietet, diese unangenehm erlebten, als krank eingestuften Zustände zu beseitigen.

Wir befinden uns hier in einem Grenzbereich, bei dem wir nicht immer gleich klar wissen, was das richtige Vorgehen ist. Wann gilt es die Trauer auszuhalten, weil es auch Trauer ist, und wann ist es sinnvoll und auch wichtig, Medikamente einzusetzen, weil der Betroffene sonst mit seinem Zustand überfordert ist und es vielleicht auch nicht nur eine Trauer ist, die er gerade erlebt? Es ist bereits ein wichtiger Schritt getan, wenn hier überhaupt eine größere Sensibilität entsteht. Diese kann dazu führen, nicht zu schnell etwas für eine psychische Krankheit zu erklären und Medikamente einzusetzen. Auf der anderen Seite kann eine größere Sensibilität auch verhindern, jemanden zu überfordern und nicht ernst genug zu nehmen, indem von ihm ein Aushalten der angenommenen Trauer erwartet wird, dabei aber möglicherweise übersehen wird, dass es sich um eine Depression handelt.

Selig sind die Trauernden

Trauer und Depression »erscheinen als zwei unterschiedliche Weisen, wie der Mensch mit der gleichen zugrunde liegenden Problematik umgehen kann« (Hell 1998, 150). Dabei ist die Trauer offensichtlich die gesündere Form, mit einem Problem umzugehen. »Selig sind die Trauernden, denn sie werden getröstet werden«,

heißt es in der Bergpredigt des Neuen Testamentes. Wer trauern
kann, wird manche Depression vermeiden.

Wie wichtig die Trauer ist, beschreibt Kathi Stimmer-Salzeder
(1992) in folgendem Text:

Es hat mich ein Dunkles, ein Leid überfallen,
eine Welle von Weh hat den Atem gehemmt.
So geh' ich ganz anders nun unter euch allen:
der Schmerz wie ein Bruder zur Seite,
und wie eine Schwester die Trauer.

Lasst meine Trauer mit mir geh'n,
sie braucht ihre Zeit und ihren Raum.
Könnt ihr den Schmerz in mir versteh'n?
Ich fasse ihn selber kaum.

Ich bin wie zerrissen, kein Ganzes, Gesundes –
eine Quelle der Qual ist wie Krankheit in mir.
So steh' ich ganz anders nun unter euch allen:
Mein Bruder, der Schmerz mir zur Seite,
und nah' meine Schwester, die Trauer.

Ein Trauriger glaubt an eine mögliche Unterstützung durch andere und letzten Endes auch an eine mögliche Überwindung des
eigenen Leides. Dem Depressiven fehlt diese Basis »Er versucht,
vom eingetroffenen Verlust abzusehen und entsprechend seiner
biografischen Voreingenommenheit alles Leid auf sich selbst hin-
zulenken.« (Hell 1998, 191) Oder aber er erstarrt einfach, erlebt
sich hilflos und ohnmächtig. Trauer ist im Unterschied zur Depression etwas Lebendiges, Dynamisches. Sie ist ein organischer
Prozess, der notwendig ist, um den Verlust eines geliebten Menschen, einer wichtigen Lebensaufgabe verarbeiten zu können.

Dabei weiß ich bei der Trauer, was der Grund meines Seelen-schmerzes ist. Lasse ich meine Trauer zu, bleiben meine Gefühle in Bewegung. Was ich an seelischem Schmerz verspüre, ist der Situation gemäß. Ich würde den normalen Gefühlsfluss in mir beeinträchtigen, würde ich die Gefühle der Trauer nicht zulassen. Ich würde meinen Gefühlen Gewalt antun. Depression ist im Unterschied dazu eine in ihrem Fluss unterbrochene Trauer. Man könnte auch sagen eine erstarrte Trauer.

»Herr B., 60 Jahre alt, 30 Jahre verheiratet, hat den Tod seiner Ehefrau und den Trauerprozess gut überstanden. Nach Auflösung des Haushaltes wenige Monate später und Umzug in eine neue, kleinere Wohnung, beginnt er zu grübeln, kann er sich nicht mehr freuen, liegt er Nächte lang wach, beginnt sich selbst und auch die verstorbene Ehefrau, von der er sich nun verlassen fühlt, anzuklagen und entwickelt Suizidideen. Für ihn liegt der Unter-schied zwischen Trauer und Depression darin, dass er in der Trau-er ›lebensfähig‹ bleibt, während er den Zustand der Depression als ›Nicht-Trauer‹ bezeichnet, als Lähmung seiner geistigen Funk-tionen, seiner Kommunikationsfähigkeit, als Hinderung seiner Stimmung, seiner Fähigkeit, Gefühle empfinden zu können, so-wie als Beeinträchtigung seiner körperlichen Funktionsfähigkeit.« (Wolfersdorf 2002, 4)

Die Depression kann also die Form einer Nicht-Trauer oder auch eines Nicht-Trauern-Könnens annehmen, wo Trauer eigent-lich die angemessene Reaktionsweise darstellen würde. Das mag vor allem auch dann der Fall sein, wenn es zu viel ist, was auf einen einstürzt. So meint Andrew Solomon (2003, 59f), dass es auch darauf ankommt, wie viel Trauer ein Mensch ertragen kann. »Was bei dem Einen ein bisschen Melancholie hervorruft, stürzt einen Anderen in tiefstes Elend.«

Unzulängliche Trauerarbeit

Nicht zugelassene Trauer macht einen Neubeginn unmöglich, bringt die Gefahr neuer Enttäuschungen mit sich durch unrealistische Erwartungen. Die nicht zugelassene Trauer kann als »unwissentliche« Trauer die Form einer Depression annehmen und wird um Wut und Angst erweitert. (Vgl. Hell 1998, 198) Auch nicht zugelassene, angemessene Trauer als Reaktion auf einen Verlust, die nicht zugelassen wird, kann in die Depression führen. Wenn man das Heer von traurigen Menschen sieht und die organisierte Verhinderung von Trauer wahrnimmt, sollte man, so Jorgos Canacakis (1987, 37f), nicht allzu erstaunt darüber sein, dass die meisten von uns Gefahr laufen, depressiv zu werden. Folgendes Fallbeispiel für verhinderte Trauer führt er an:

»Ein 40-jähriger Anwalt rief mich an und bat mich um Erlaubnis, an einem meiner Trauerseminare teilzunehmen. Er fügte hinzu, dass er seit Jahren Psychopharmaka nehme und dass die Diagnose der Ärzte endogene Depression laute. In den ersten Tagen des Seminars zeigte er mit seinem Verhalten, was tiefe, stumme, erdrückende Trauer sein kann. Die Situation änderte sich plötzlich, als eine ältere Teilnehmerin wie ein kleines Kind über den Vater, der im Krieg geblieben ist, zu weinen begann. Der Anwalt fing an zu schluchzen wie ein Kind. Die anwesenden Frauen nahmen ihn in die Arme und versuchten, ihn zu bestärken. Er weinte zwei Wochenenden lang. Seine Angst vor der Trauer nahm ab. Als wir seine Geschichte erfuhren, konnten wir die Wucht seiner Tränen verstehen. Er wurde uns sehr sympathisch. Seine Mutter starb ein paar Monate nach der Geburt. Das Kind blieb viele Tage beim viel beschäftigten Vater unversorgt. Als der Vater sich mit einer Freundin ins Ausland absetzte, musste der Kleine ins Kinderheim. Dort weinte er die ersten Stunden, bis man ihm das Weinen abgewöhnte. Er musste sehr früh lernen, die Tränen nach innen zu schlucken. Die Pflegeeltern, die ihn ein Jahr später erhielten, haben nicht nur ein stubenreines, sondern auch ein tränentrockenes Kind bekommen. Sie waren begeistert, dass dieses Kind fast nie weinte, und hielten es für einen tapferen Jungen. Dabei merkten sie nicht, dass er das Weinen zurückhielt und dass sein Gesicht wie eine versteinerte Maske war. Schließlich konnte er überhaupt nicht mehr weinen.«

Von der heilenden Kraft der Traurigkeit

Wenn ich traurig bin, geschieht etwas in mir. Traurigkeit kann wie ein feuchter Humusboden sein, der von meinen Tränen aufgeweicht wird und so zu meinem Wachstum und zu meiner Verwandlung beiträgt. Wenn die Depression umschlägt in Traurigkeit, beginnt sie zu heilen. Dann verliere ich die Starrheit, die Gefühllosigkeit, die mich zuvor den Schmerz der Niedergeschlagenheit empfinden ließ, mich aber nicht wirklich mit mir in Berührung sein lässt. In der Depression sitze ich fest. Ich komme weder vorwärts noch rückwärts. Ich erlebe mich innerlich bewegungslos, kalt, steril, eingesperrt. Traurigkeit kann etwas Warmes an sich haben.

Die Traurigkeit erweist sich damit als heilsam. Sie bringt uns mehr mit uns selbst in Berührung. Sie sickert in uns ein wie Wasser in Erde, die ausgetrocknet ist. Die Traurigkeit bewässert uns, macht uns wieder fruchtbar. Sie bringt uns mit dem Grundwasser unserer Seele in Berührung.

Die Tränen, die wir in dieser Zeit – hoffentlich – weinen können, stammen aus diesem Grundwasser, stammen aus unserer Seele, sind Ausdruck von ihr. Diese Traurigkeit ist etwas ganz Menschliches, Natürliches, Organisches. Sie ist keine Krankheit, sie ist weder gut noch schlecht. Sie stellt eine Weise unseres Seins dar, die zu uns gehört. Diese Traurigkeit gehört zu uns und ist nicht ein Problem, ein Symptom, das es zu beseitigen gilt.

In seinem Werk *Briefe an einen jungen Dichter* (1929, 43) spricht Rainer Maria Rilke die positive, wachstumsfördernde Seite der Traurigkeit an. Rilke erweist sich in seinen Beobachtungen und Beschreibungen als ein großer Psychologe, der es vermag, psychische Vorgänge in eine einfühlsame, verständliche Sprache zu kleiden:

»Sie haben viele und große Traurigkeiten gehabt, die vorübergingen. Und Sie sagen, dass auch dieses Vorübergehen schwer und verstimmend für Sie war. Aber, bitte, überlegen Sie, ob diese großen Traurigkeiten nicht vielmehr mitten durch Sie durchgegangen sind? Ob nicht vieles in Ihnen sich verwandelt hat, ob Sie nicht irgendwo, an irgendeiner Stelle Ihres Wesens sich verändert haben, während Sie traurig waren? ... Wäre es uns möglich, weiter zu sehen, als unser Wissen reicht, und noch ein wenig über die Vorberge unseres Ahnens hinaus, vielleicht würden wir dann unsere Traurigkeiten mit größerem Vertrauen ertragen als unsere Freuden. Denn sie sind die Augenblicke, da etwas Neues in uns eingetreten ist, etwas Unbekanntes; unsere Gefühle verstummen in scheuer Befangenheit, alles in uns tritt zurück, es entsteht eine Stille, und das Neue, das niemand kennt, steht mitten darin und schweigt.«

Ich muss die Trauer zulassen. Auch damit sich eines Tages wieder frohe Gefühle in mir breitmachen können. Jetzt darf ich nur nicht vorschnell, weil ich meine, die traurigen Gefühle nicht aushalten zu können, die traurigen Gefühle bremsen und zurückhalten. Vielmehr heiße ich sie willkommen, lasse sie zu. Ich darf dann nicht überrascht sein, wenn noch mehr Traurigkeit kommt. Wenn ich meine, es nicht mehr alleine aushalten zu können, brauche ich einen Begleiter oder einen Freund, der bei mir ist und mit mir die Traurigkeit aushält.

Auch wenn ich vorher sagte, dass die Trauer die gesündere Weise darstellt, mit einem Problem umzugehen, kann auch die Depression eine »gesunde« Form sein, insofern sie als eine Art Schutzhaltung den Betroffenen davor bewahrt, dass ihn zum Beispiel ein bestimmter Verlust übermannt, meint Daniel Hell (1998, 171). »Man kann Depressionen als eine Art ›aufgezwungenes Bremsmanöver‹ beschreiben, bei dem der Mensch in seinem Willen angehalten wird«, sagt er in einem Interview mit der *Zürichsee-Zeitung.* (Hell 2003, 12) Sie schützt den Depressiven vor sozialschädlichen aggressiven Durchbrüchen und Fluchtversuchen. Auch kann die Depression durch die Vermittlung von Trauer, entsprechender Haltung und Mimik einen sozialen Schutzfaktor darstellen, insofern dadurch Mitmenschen zum Mitleid aufgefordert werden.

II. Auf die Depression hören – Der Depression begegnen

Depressionen verstehen

»Da die depressive Veränderung ... sehr unangenehm ist, macht es Mühe, das zweckvolle Element einer Depression zu würdigen«. (Hell 1998, 18) Die Vertreter der Auffassung, dass die Depression lediglich eine Krankheit ist, sind daher in der Überzahl. Doch es gab und gibt Ausnahmen. Der Barock-Dichter John Milton feiert die Melancholie in einem Gedicht als eine Heilige, ja als Göttin. Die Renaissance erhebt die Melancholie zur »schwarzen Muse« der Denker, Dichter und Künstler. Der Renaissance-Philosoph Marsilio Ficino (1433–1499) empfiehlt, die Melancholie zu suchen und sich von ihr nähren zu lassen. Seinem eigenen melancholischen Temperament, das er als »etwas äußerst Bitteres« erlebe, verdanke er, so meint er, sein waches und sensibles geistiges Dasein. (Vgl. Hell 1998, 19)

Diese Seite der Depression wird heute zu sehr vernachlässigt. Das aber ist schade, da dadurch wichtige Hinweise unserer Seele nicht beachtet werden. Sie wird dann einfach überhört. Dabei mag die Seele manchmal über die Depression ihr stärkstes Zeichen aufgeboten haben, um uns zu signalisieren, dass etwas in unserem Leben nicht länger stimmt, wir etwas verändern müssen, wollen wir ganz und eben nicht nur halb leben.

Bei einer solchen Einstellung bin ich bereit, nach dem Sinn einer Depression oder Dunkelheitserfahrung zu fragen, der Dunkelheit und Depression zu begegnen. Der Depression zu begegnen klingt dann nicht länger ungewohnt oder provokant. Sie wird nicht länger nur mit etwas Unangenehmem und Störendem verbunden. Etwas, das man möglichst schnell beseitigen möchte. Wir sind dann auch eher bereit, die Erfahrung von Depressionen fruchtbar zu machen für unser Leben. Die Hinweise und Aufforderungen, die in unseren Depressionen stecken können, nicht nur herauszuhören, sondern ernst zu nehmen und umzusetzen.

Diese Seite der Depression wird zu sehr vernachlässigt. Das aber ist schade, da dadurch wichtige Hinweise unserer Seele nicht beachtet werden. Sie wird dann einfach überhört. Dabei mag die Seele manchmal über die Depression ihr stärkstes Zeichen aufgeboten haben, um uns zu signalisieren, dass etwas in unserem Leben nicht länger stimmt, wir etwas verändern müssen, wollen wir ganz und eben nicht nur halb leben.

Und was machen wir? Wir vertreiben die Depression mit einem Medikament. Wir versuchen, die Stimme der Seele, die sich in der Depression zeigt, zum Schweigen zu bringen, zu unerträglich sind für uns die niederdrückenden und zermürbenden Gefühle, die damit einhergehen. Ich kann es verstehen, wenn wir uns dieses lästigen Seelenschmerzes entledigen wollen. Doch sollten wir dabei nicht die Botschaften, die in der Depression liegen können, überhören und sollten die Konsequenzen, die sich daraus ergeben, ziehen.

Dazu kommt: Überhören wir die Botschaften, die uns über unsere Depressionen mitgeteilt werden sollen, können die Konsequenzen, die sich draus ergeben, schlimmer, letztlich unerträglicher für uns und unser Leben sein als das Aushalten der Depressionen. Folgende Sufi-Geschichte verdeutlicht das:

Ein Mann schläft unter einem Baum ein. Eine andere Person beobachtet, wie eine giftige Schlange in den Mund des schlafenden Mannes kriecht. Er läuft hin zu dem Schlafenden, schlägt ihn, um ihn zum Wachen zu bringen und zu veranlassen, die Schlange zu beseitigen. Der Schmerz, der ihm durch das Schlagen zugefügt wird, weckt den schlafenden Mann auf, ohne dass er zunächst weiß, dass die Person, die ihn schlägt, versucht, ihm das Leben zu retten.

So kann es sich auch mit einer Depression verhalten, wenn sie versucht, uns mitzuteilen, dass irgendetwas in unserem Leben nicht in Ordnung ist. (Vgl. Honos-Webb 2006, 2)

Thomas Moore (2004, 207) empfiehlt Counterdepressiva anstelle von Antidepressiva: also Wege zu finden, um dem Dunklen und dem Schweren in unserem Leben zu begegnen, statt es abzustreiten oder ihm aus dem Weg zu gehen. Es gilt, einen Zwischenweg zu finden, der dazu beiträgt, einerseits die Dunkelheit nicht zu neutralisieren, andererseits aber auch nicht ihr zu erliegen.

Es geht dabei nicht um ein Schönreden der Depression, gar um eine Verharmlosung oder ein Nichternstnehmen. Das wäre fatal. Wir sind heute Gott sei Dank in der Situation, dass den meisten Menschen, die an einer Depression leiden, medizinisch und therapeutisch, oft in der Kombination von Therapie und Medikamenten, ergänzt um soziale Stützungsmaßnahmen, geholfen werden kann. Bei dem einem bis dahin, dass die Depression vorübergehend oder gänzlich verschwindet. Bei anderen, dass die Depression leichter erträglich wird, jedenfalls mit der Behandlung eine größere Lebensqualität möglich ist. Wieder andere lernen, besser mit ihrer Depression leben zu können.

Zu erkennen und zu verstehen, was unsere Depression sagen will und die sich daraus ergebenden Veränderungen anzugehen, ist auch eine Weise, die hilft, Depressionen zu entschärfen oder sogar überflüssig zu machen. Es ist eine Weise, die aber auch die Chancen nutzt, auf die uns unsere Seele durch die Erfahrung von Depression aufmerksam machen möchte. Denn, so Sören Kierkegaard, sobald ich meine Schwermut verstehe, ist sie gehoben.

Wenn ich dafür plädiere, die Erfahrung von Depression für uns zu nutzen, dann bin ich mir bewusst, dass es Depressionserfahrungen gibt, die es für den, der an dieser Form von Depression leidet, so gut wie unmöglich machen, darin einen Sinn zu sehen. Diese Erfahrung für sein Leben fruchtbar zu machen. Es gilt bei Depressionen zu unterscheiden »zwischen dem depressiven Grundmuster, das als Botschaft und als Schutzversuch angenommen werden kann, und einem schweren depressiven Leiden, das als Störung behandelt werden soll«. (Hell 1998, 301)

Dabei muss man bedenken, dass eine solche Unterscheidung nicht immer leicht zu treffen ist, da nämlich die leidvolle depressive Entwicklung auf dem Sinn machenden depressiven Grundmuster aufbauen kann. So kann jemand, der sich auf eine Sinn machende Depression nicht einlässt, sich bei einer Depression, die ihn an seine Leistungsgrenzen erinnern will, durch weitere Überforderungen, die er sich zumutet, und Enttäuschungen, die daraus hervorgehen, zu einer Intensivierung seiner Depression beitragen, bei der aus kleinen glimmernden Hölzern mit der Zeit ein loderndes Feuer entfacht wird, dem so genannten »Kindling-Prozess«.

An dieser Stelle wird deutlich, wie wichtig es ist, die Sinn machende Depression zu erkennen und ernst zu nehmen. Das kann auch heißen, sie zunächst auszuhalten, statt sich dagegen aufzulehnen, ihr gleichsam ins Gesicht zu schauen, sie nicht vorschnell beispielsweise durch Medikamente zuzudecken und eliminieren zu wollen. Daniel Hell verweist auf den Arzt Oliver Sacks, dessen Depression sich verwandelte, als er sie zuließ. Oliver Sacks schreibt darüber: »Meine Vorhölle – die zehn Tage dauerte, in denen Zeit nicht existierte – begann also als Qual, verwandelte sich dann aber in Geduld, begann als Hölle, wurde aber dann zur dunklen Nacht des Fegefeuers, demütigte mich entsetzlich, nahm mir alle Hoffnung, um sie mir dann süß und sanft und in veränderter Form tausendfach zurückzugeben.« (In: Hell 1998, 302f)

Zugleich wird aber auch deutlich, dass es Depressionserfahrungen gibt, für die sinndeutende Therapie und Begleitung zunächst nicht in Frage kommen, sondern eine medikamentöse beziehungsweise psychotherapeutische Behandlung erforderlich ist.

Würdige das Dunkle und Tragische in deinem Leben

Der Himmel auf Erden ist uns nicht zugesagt worden

Wir leben in einer Zeit des Lichtes. Das Helle, Leuchtende, Farbige zählt und wirkt. Wir haben es in der Regel gerne hell, farbig, bunt. Licht hat eine positive Auswirkung auf uns. Das zeigen auch gute Erfahrungen mit Lichttherapie, die bei saisonalen Depressionen, auch Herbst- und Winterdepressionen oder Winterblues genannt, eingesetzt werden. Es ist gut und wichtig, das Helle und Freundliche in unser Leben hereinzulassen, das Frohe zu begrüßen und zu umfangen. Das kann und darf aber nicht dazu führen, das Unangenehme, das Schwere, das Tragische, das es auch in unserem Leben gibt, außer Acht zu lassen. Wenn das geschieht, kann es sein, dass unsere Depression uns darauf hinweisen will, dass wir einen Teil unseres Lebens negieren und verdrängen, statt sich ihm zu stellen und für unser Leben fruchtbar zu machen.

Viele Menschen leiden auch deshalb an Depressionen, weil sie das Dunkle, das Traurige, den Tod aus ihrem Bewusstsein verdrängen.

Der Himmel auf Erden wurde uns nicht zugesagt. Das Schwere, Dunkle, Depressive gehört zu unserem Leben dazu. Das verlangt nicht, das Schwere und Dunkle über Gebühr zu betonen oder, wie es manche tun, zu zelebrieren. Es meint einfach, das Schwere und Dunkle als Teil unseres Lebens anzunehmen und zu würdigen, mit ihm zu rechnen, es nicht zu ignorieren oder vorschnell durch Medikamente oder irgendwelche Psychotricks – anscheinend – auslöschen zu wollen. Existenzialisten wie Friedrich Nietzsche, Sören Kierkegaard oder Rollo May werden nicht müde, immer wieder auf die dunkle, schwere, tragische Seite in unserem Leben aufmerksam zu machen. Wir müssen um sie wissen und uns ihr stellen. Tragik, seelische Not, Traurigkeit, Tod, Angst, Alleinsein gehören selbstverständlich zu unserem Leben und sollten nicht künstlich aus unserem Leben ausgestanzt werden. Wer versucht, es durch Ablenkungen zu verdrängen oder Flutlicht zu verbannen, übergeht einen wesentlichen Teil seines Lebens.

Georg, 51 Jahre alt, Lehrer, wacht in der Regel mit einem Gefühl von Schwermut auf. Es fällt ihm schwer, aufzustehen. Den vor ihm liegenden Tag sieht er grau. Ein dunkler Schleier liegt über ihm. Er muss alle Kräfte in sich mobilisieren, um aufzustehen und den Tag beginnen zu können. Vor dem Frühstück meditiert er eine Weile. Er spürt, wie sich in ihm ganz langsam eine Wende vollzieht. Die trüben Gedanken und die depressive Stimmung verschwinden immer mehr. Nach dem Frühstück und sobald er angefangen hat zu arbeiten, sind sie ganz weg. Überhaupt, so meint er, geht es ihm gut, wenn viel los ist und er sehr beschäftigt ist. In der Nacht, wenn Georg nicht beschäftigt ist und durch nichts abgelenkt wird, schleicht sich das Dunkle wieder in sein Bewusstsein und in sein Herz. Tagsüber hat es keine Chance, es sei denn in den Momenten, in denen er nicht beschäftigt und alleine ist. Dann besucht ihn die schwarze Seite seines Lebens, die er nicht wahrhaben will. Sie zeigt sich in seiner Melancholie. In diesem Begriff steckt das griechische Wort *schwarz*. Bei Georg hat die schwarze Seite in seinem Leben viel mit den dunklen, schwarzen Erfahrungen seiner Kindheit zu tun: mit dem frühen Verlust des Vaters, der mühevollen Auseinandersetzung mit seiner Sexualität, seinem von den Eltern und seiner Kirche vermittelten Gottesbild, das Gott als strafenden Richter sieht. Im Schlaf sieht seine Seele die Möglichkeit, ihn auf diese dunkle Seite seines Lebens aufmerksam zu machen, ihn manchmal regelrecht darauf zu stoßen. Die dunkle Seite lebt in ihm und beeinflusst ihn. Seine Seele will, dass er sie anschaut, sich ihr stellt, sie in sein Leben integriert. Durch die Schwermut, die er am Morgen spürt, will ihn seine Seele darauf aufmerksam machen. Solange er sich seiner Dunkelheitserfahrung nicht stellt, wird er die Erfahrung echter Freude, die er in seinem Leben so sehr vermisst, nicht machen. Die nicht aufgearbeitete Vergangenheit liegt dann wie ein Schatten über seinem Leben.

Die depressiven Empfindungen und Gefühle am Morgen wollen gehört werden. Es sind Signale der Seele. Es genügt nicht, sie durch Meditation oder Arbeit zu vertreiben, so sehr es verständlich ist, dass Georg sie loswerden will. Er tut sich aber auf Dauer einen größeren Dienst, wenn er diese depressiven Gefühle beachtet und darauf hört, was sie ihm sagen möchten. In seinem Fall möchten sie vielleicht sagen: »Stell dich deiner Vergangenheit. Setze dich mit ihr auseinander. Sprich mit einem Freund, einem Berater, einem Psychotherapeuten darüber.«

Unsere Seele versteht sich als Anwalt unserer ganzen Person. Sie lässt nicht zu, dass wir die Bereiche, die uns unangenehm sind, aussparen. Sie ruht nicht, bis wir uns der ganzen Wahrheit stellen. Dabei schreckt sie nicht davor zurück, uns nach unten zu ziehen, um endlich zu verstehen, dass wir uns etwas vormachen, solange wir glauben, das Dunkle, Schwere habe nichts mit uns zu tun.

Sich der Wirklichkeit unserer Endlichkeit stellen

Manche Erfahrungen von Depression haben ihren Grund darin, dass wir der Wirklichkeit unserer Endlichkeit, der Wirklichkeit unseres Sterbens und unseres Todes aus dem Weg gehen wollen. Die Depression, die Erfahrung von Dunkelheit, kann uns dann dazu motivieren, unsere Einstellung zum Beispiel zum Tod zu revidieren. So kann ich auch mein Leben vom Tod her betrachten, der nicht mein Ende von mir bedeutet, sondern ein Übergang »in noch ungeborenen Zukünftigem« (Jung 1978, 216). Ich darf dann im Älterwerden die wunderbare Erfahrung machen, mich immer mehr zu jenem Menschen zu entwickeln, der ich werden soll und der ich werde, je mehr ich loslassen kann, je mehr ich mich frei machen kann von dem, was mich daran hindert, ich selbst zu sein und zu werden, bis ich im Tod schließlich zur Vollendung gelange.

Der Gedanke an meine Endlichkeit und meinen Tod muss mich dann nicht länger ängstigen oder traurig machen. Die Auseinandersetzung damit kann mich vielmehr anstacheln zum Leben. Sie kann mir Mut machen, ganz aus mir herauszugehen, in der mir geschenkten Zeit ganz zu leben. Ich weiß nicht, wie viel

Zeit mir gegeben ist. Der eine wird 80, der andere 35. Was ich aber tun kann, ist, im Wissen um meine Endlichkeit den Augenblick bewusst zu leben, hier und heute. Das kann mir helfen, so manches Schwierige, das mich niederdrückt und auf mir lastet, nicht zu bagatellisieren, aber zu relativieren. »Ja, das ist schwer zu ertragen, es beschwert mich zwar, geht mir nicht aus dem Kopf, stimmt mich traurig«. Doch angesichts der Endlichkeit verliert es an Bedeutung und Gewicht.

Würdige das Helle und das Dunkle

Sehe ich es aber als meine Aufgabe, alles in mir zur Geltung zu bringen, auf alles in mir zu lauschen und für mein Leben fruchtbar zu machen, dann darf ich das Dunkle, Kalte, Schwere, das sich in einer Depression melden kann, nicht ausblenden. Was mir meine Depressionen sagen wollen, mag schmerzlich und schwer zu ertragen sein. Es ist aber nicht weniger wichtig als die vielen anderen Stimmen in mir. Würde ich sie übergehen, würde ich wichtige Informationen außer Acht lassen, die mir Wesentliches über mich mitteilen wollen. Das heißt, so sehr es auch angebracht sein kann, das Licht zu suchen und durch Licht zur Stimmungsaufhellung beizutragen, so sehr gilt es dennoch, offen zu sein für die Botschaften, die uns durch die Erfahrung von Depression mitgeteilt werden sollen. Das Dunkle und Schwarze gehört nicht weniger zu unserem Leben als das Frohe und Helle und die bunte Seite. Sie können sich als »sol niger«, als »schwarze Sonne« erweisen, die nicht weniger Wert für unser Leben hat als die goldene Sonne. Die schwarze Sonne ist nicht schlecht oder gut. Sie ist eine Wirklichkeit. Vor 500 oder 600 Jahren bezeichnete man das, was heute vielfach als Depression gilt, als Melancholie. (Vgl. Moore 1994) Damals wurde Melancholie mit dem römischen Gott Saturn identifiziert, der über die goldenen Jahre oder die guten alten

Jahre regiert. Saturn gehört in den Götterhimmel wie alle anderen Götter. So gibt es auch das Dunkle, das Graue, das Kalte in unserem Leben. Das ist zunächst nichts Schlechtes oder Gutes. Sie gehören zu unserer Wirklichkeit. Ich kann versuchen, gegen dieses Dunkle anzurennen, um es zu beseitigen. Doch dann fabriziere ich mir eine Wirklichkeit, die vor der wirklichen Wirklichkeit nicht bestehen wird und mich am Ende in die Depression führt. Je mehr ich auch die tragischen und unangenehmen Aspekte meines Lebens und Daseins akzeptiere, desto eher dürfte ich an dieser Stelle von einer Depression verschont bleiben. Wenn du bereit bist, das Dunkle in unserem Leben als zu deinem Leben gehörig zu akzeptieren, wirst du anders mit der Erfahrung von Depression umgehen können. Du lässt dann das Schicksal, das auch Dunkelheit kennt, walten und nimmst es an, statt dich weiterhin an eine Vorstellung von Welt, von Sein, zu klammern, die nicht wirklich ist. Du nimmst dann zur Kenntnis, dass Enttäuschungen, Unglück, Trauer, Depression immer auch einen Teil deines Lebens ausmachen werden. Die Dunkelheit ist dann nicht länger eine Fremde. Sie wird dir jetzt zum Freund: »Mein Vertrauter ist die Finsternis«, heißt es im ersten Vers des Psalms 88.

Komme auf dem Boden deiner Wirklichkeit an

Steige in die Niederungen des Alltags hinab

Wenn wir eine Depression erfahren, uns Lust und Energie am Leben verlassen, weil es nicht so ist, wie wir es uns vorgestellt haben, kann ein Eingehen auf unsere Depression uns helfen, hellhöriger dafür zu werden, wo wir in unserem Leben einer Illusion aufsitzen und die Depression uns eigentlich dazu bringen möchte, mehr Wirklichkeit in unser Leben zu bringen. Sie möchte uns ermutigen, von den manchmal hohen Türmen unserer Luftschlösser herunterzusteigen in die raue Wirklichkeit des Alltags. Die Depression mag sich dann einstellen, weil vorhandene Wünsche, Sehnsüchte, Hoffnungen aufgrund der Gegebenheiten gar nicht erfüllt werden können und somit immer ein garstiger, unüberbrückbarer Graben bleibt zwischen dem, was ich will, mir erhoffe, und dem, was ich tatsächlich bekomme.

Ich falle in eine Depression, weil mir das fehlt, an das ich mich gehalten habe, vielleicht auch festgehalten, geklammert habe. Ich bin depressiv, weil ich glaube, nur mit dieser Frau glücklich zu sein, sie aber mich nicht will; oder weil ich glaube, nur wenn ich diese Stelle habe, zufrieden sein zu können, ich sie aber nicht bekomme. (Vgl. Hora 1977, 207) Ich bin so sehr eingenommen von einer Sache, einer Person, einer Idee, dass mein Wohlergehen allein davon bestimmt wird, ob das, woran mein Herz hängt, mir zugesprochen wird. Die Depression ist manchmal vergleichbar mit dem Ballast, den wir beim Fliegen mit dem Heißluftballon mit uns schleppen, um zu verhindern, dass wir zu hoch fliegen, zu sehr vom Boden abheben. (Vgl. Moore 2003) Die Depression erweist sich als eine Bremse unserer grandiosen Tendenzen, wenn wir meinen, den Göttern gleich zu sein, und dabei unsere Menschlichkeit, Unzulänglichkeit und Endlichkeit außer Acht lassen. So gesehen kann sich die Erfahrung von Depression, wenn wir auf sie hören und entsprechende Konsequenzen daraus ziehen, als Segen erweisen. Die Depression »ist dein Freund« meint daher der Tiefenpsychologe Robert Moore (2003, 70). Sie kann uns davor bewahren, in überzogene Vorstellungen über uns und unsere Möglichkeiten abzuheben, also plötzlich zu glauben, selbst die große Mutter, der Heiland und Segensbringer zu sein.

So kann die Depression uns helfen, uns mehr der Wirklichkeit unseres Lebens zu stellen, in die Niederungen des Alltags hinabzusteigen. Wir kommen dann wieder mehr mit unserer Menschlichkeit und Begrenztheit in Berührung und dürfen schließlich, hören wir auf die Botschaft unserer Depression, hoffentlich die Erfahrung machen, dass es sich auf dem Boden der Wirklichkeit leichter lebt und dass die Luft, die uns dort zum Leben zur Verfügung steht, reicher ist als die dünne Luft der Grandiosität, die zum wahren, echten, normalen Leben nicht ausreicht.

Albert träumt von einem alternativen Lebensmittelladen, der sich in einem dunklen Raum, wohl unter der Erde befindet. Es gibt dort nur Kräuter, die in Vasen stecken. Sie sind alle dunkel, wie verwelkt. Überhaupt wirkt alles wie in einem Schiff, das schon viele Jahrzehnte, gar Jahrhunderte auf dem Boden des Meeres liegt und von dem nur noch das übrig geblieben ist, was dem Verfall hat standhalten können. Alle Farben sind verschwunden. Es wirkt alles wie entseelt. Auch die Verkäuferin, die gar nicht so richtig als Person zu erkennen ist, ist dunkel, eingehüllt in dunkle Tücher. Nach dem Traum führt Albert ein fiktives Gespräch mit dieser Verkäuferin. Sie erinnert ihn an die Seite von sich, die er verdrängt: den grauen Alltag, den Verzicht, das Gewöhnliche, die Armut, die Krankheit, die unzähligen Verlusterfahrungen von Menschen. Albert ist darüber informiert, weiß darum, und manches kennt er auch aus eigener Erfahrung. Doch er kennt auch die Tendenz in sich, diese Wirklichkeit zu übergehen, zumindest soweit es ihn und sein persönliches Leben betrifft.

Diese trüben, noch unbeleuchteten Seiten, die wie ein versunkenes Schiff in uns ruhen, werden durch den Traum in unser Bewusstsein gehoben. Sie erden unsere manchmal allzu romantischen Vorstellungen und Erwartungen. Weiter würdigen sie eine Seite in uns, beleben und beseelen sie, die bisher ein unbeachtetes, vernachlässigtes Dasein führte. Wir werden durch den Traum aufgefordert, näher hinzuschauen, was in uns trübe und dunkel ist, was wir bearbeiten und tun müssen, damit es klar und hell in uns wird.

Wache auf und lebe im Jetzt

Manchmal muss dich auch erst eine Depression befallen, um aufzuwachen. (Vgl. Müller 2006) Du spürst, etwas Schweres liegt über dir. Du spürst die Dinge, die dich sonst kaum beschweren, als schwer auf dir lastend. Du merkst, etwas stimmt nicht mit dir. Deine Sicht- und Erlebnisweise von Leben und Alltag ist dunkel eingefärbt. Alles, was um dich herum geschieht, die Post, die du erwartest, die aber nicht eintrifft, das Auto, das nicht anspringt, die Freunde, die deine Einladung nicht erwidern, die Probleme deiner Kinder in der Schule – jetzt richtet sich alles gegen dich. Du beginnst, dich als negativ zu sehen, dich abzuwerten, und läufst Gefahr, dich in irgendeine Ecke zu verkriechen.

Es sei denn, du hältst inne, hörst in dich hinein, versuchst dich zu erspüren. Du nimmst das Gefühl der Depression zur Kenntnis, hältst es aus, ohne dich dabei davon ins Boxhorn jagen zu lassen. Du hörst in dich hinein, fragst dich, was dir deine Depression sagen möchte. Dabei mag dir zunehmend klar werden, wie sehr du dich von deinem Innersten fortbewegt hast. Und du merkst vielleicht, dass du nicht mehr mit deinem inneren Kern in Berührung bist und dich nicht von dort her, deinem göttlichen Ursprung her, siehst und erlebst.

Vielleicht will dich deine Depression anstacheln, wieder mehr mit deinem Kern in Berührung zu kommen, dich nicht länger so sehr von außen, sondern wieder mehr von innen her bestimmen zu lassen. Dir Zeit zu nehmen, nach innen, in die Tiefe, deine Tiefe zu gehen. Oder die Depression signalisiert dir: Du bist einen Schritt weiter gekommen auf deinem Weg nach innen und durchlebst gerade eine Häutung. Es vollzieht sich gerade ein

Durchbruch in dir. Du bist dabei, dich von Erwartungen zu verabschieden, die dich abhalten, wirklich den Weg nach innen zu gehen. Oder alte Wunden, die Erfahrungen von Zurückweisung, die sich tief in dir eingekerbt haben, tauchen auf dem Weg nach innen noch einmal auf, tun noch mal weh, um jetzt, wenn du den Schmerz aushältst, ganz zu heilen.

Wenn du dich mit deiner Depression so beschäftigst, umgehst du sie nicht. Du gehst durch sie hindurch. Du lässt dich von ihr zu deiner Tiefe führen. Das Wissen, dass das unangenehme, bedrückende, dich niederdrückende Gefühl vorübergeht, hilft dir dabei. Du weißt, am Ende wirst du belohnt mit dem beglückenden Gefühl, dir selbst mehr innegeworden, mehr inwendig geworden zu sein. Du bist jetzt wacher geworden, aufmerksamer für die Regungen deiner Seele, deines Innersten. Sie hatten sich vernachlässigt gefühlt und dich deshalb – dir zu Liebe – mit schweren, dunklen Gefühlen belastet. Sie wollten damit bewirken, dass du dich wieder mehr nach innen wendest, der Sonne in dir, um dich von ihr energetisieren, bestrahlen und wärmen zu lassen.

Müdigkeit, Depression, Schwermut öffnen die Pforte nach innen. Das ist auch eine Weise von Aufwachen. Ich werde dadurch sensibler für meine Tiefenschicht. Ich bin dann wie ein schwer beladener Tanker, der tief im Wasser liegt und sich langsam nach vorne bewegt. Im Unterschied zu einem nur leicht beladenen Schiff, das schnell vorwärts kommt. Ich gehe dann langsam. Schritt für Schritt. Ich bin mit mir in Berührung und nehme meine Umgebung bewusst wahr. Ich mache eines nach dem anderen. Nicht vieles auf einmal oder schnell hintereinander. Für Menschen, die mir begegnen, nehme ich mir Zeit und gehe ganz bewusst in den Kontakt. Ich bin dabei mit mir in Berührung, stehe da, schwer, stabil, stark. Ich bin nicht schon woanders und bei der nächsten Begegnung. Ich bin nicht leichtfüßig, schnell.

Müdigkeit, Traurigkeit, Schwermut – sie können mich bremsen, können mich lehren, wenig und das bewusst zu tun. Sie können mir helfen, mein Leben bewusst zu leben. Augenblick für Augenblick. Sie können dadurch dazu beitragen, wirklich zu leben, jetzt, im Moment, in dem ich bin und handle. Das gibt meinem Leben Boden und Halt. Da spüre ich Leben, kann Leben sich in mir ausbreiten. Ich bin da, wirklich da, lebe, atme, bin. Ich lebe aus meiner Mitte heraus, spüre mich, bin präsent.

Entdecke, was dich wirklich trägt und hält

Übertünche nicht das Gefühl von Leere in dir

Wir leben weiter in einer Zeit der tausend Ablenkungsmöglichkeiten und der vielfältigen Angebote von Freizeitvergnügen, in einer Zeit, die anscheinend alle unsere Bedürfnisse, Lüste und Wünsche zu stillen vermag. Doch das, was uns wirklich trägt und hält, scheint immer mehr abzunehmen. Es ist nicht zu übersehen und vor allem für den, der sich nichts vormachen lässt, geradezu mit den Händen zu greifen, dass hinter all dem Lärm, Glitzern, Gedöns und Klamauk, der einen umgibt, überall eine weit verbreitete psychische Depression auszumachen ist. Direkt unter der nach außen hin aufregend und glänzend erscheinenden Oberfläche breitet sich wie ein Krebsgeschwür die Wirklichkeit der Depression aus.

Damit sollen Wohlstand, die Erfahrungen von Vergnügen, Entspannung und Lust nicht abgewertet werden. Sie können für sich positive Werte und Erfahrungen darstellen. Anders verhält es sich, wenn wir uns von dem entfernen, was uns wirklich trägt und hält. Was uns trägt und hält, sind verbindliche Beziehungen, beginnend in der Familie, über Partnerschaften, Freundschaften und Bekanntschaften bis hin zu verbindlichen Beziehungen in politischen und kirchlichen Gruppen und Gemeinden, in denen wir leben. Solche verbindlichen Beziehungen werden immer seltener beziehungsweise beginnen zu bröckeln. So meint der Psychologe Jürg Wunderli (1990, 98f):

>Wir werden zwar individueller; doch dieser Entwicklungsschritt der Menschheit hat seinen Preis. Der Preis besteht in der Entstehung von Neurosen, zum Beispiel im verstärkten Auftreten von narzisstischen Persönlichkeitsstörungen und ihren depressiven Ausformungen.«

Würdige die Tiefe und Schwere des Lebens

Wenn depressive Gefühle sich in uns breitmachen, kann das auch heißen: Wir finden nicht länger, erfahren nicht mehr, was uns trägt und hält. Wir sehen keinen Sinn mehr in unserem Leben. Uns fehlen die tragenden Beziehungen, die uns das Gefühl von Zugehörigkeit und Geborgenheit vermitteln. Die Leere, Sinnlosigkeit, Einsamkeit oder Verlassenheit, die wir in der Depression erfahren, wollen uns dann vielleicht sagen: Suche nicht in äußeren Ereignissen, in Erfolg, durch Ansehen und Anerkennung, den Halt, den Sinn, die Erfahrung von Zugehörigkeit. Das allein macht dich nicht glücklich und zufrieden. Stelle dich zunächst einmal dem unangenehmen Gefühl von Unerfülltheit und Leere entgegen. Höre auf, es durch Glanz, Erfolg, Events zu übertünchen.

Die Depression lädt dich dazu ein, sie zunächst auszuhalten, die Enttäuschungen zu ertragen. Sie macht dir Mut, durch die enge Stelle, die vom oberen Teil der Sanduhr in den unteren führt, hindurchzugehen, so schwer es fällt. Die Schwere, die damit einhergeht, trägt zu deiner Erdung bei. Du dringst dadurch mehr in den Sinn deines Lebens ein, zu dem die »Grand-Canyon-Erfahrungen« des Lebens und die Absurditäten und Banalitäten des Lebens gehören.

Bist du dazu bereit, wirst du durch entsprechende Erfahrungen mit der Zeit, die recht schmerzvoll sein können, an den Punkt kommen, an dem dir nichts anderes übrig bleibt, als deine Sichtweise vom Leben zu ändern. Du vermagst dann die Tiefe und Schwere des Lebens zu würdigen, sie als einen selbstverständlichen Teil deines Lebens zu erfahren. Du kommst dann in Berührung mit deiner wirklichen Welt, durchbrichst die Scheinwelt der Oberflächlichkeit, der »Light- und Bright-Kultur«, in der alles leicht und hell ist. Eine Welt, die dir die Werbung vorgaukelt, die aber vor der Wirklichkeit nicht bestehen kann.

Entdecke den Schatz in dir

Es sind die Geburtswehen seelischer Art, die du aushalten musst, willst du auf Dauer nicht länger gefangen bleiben im Äußeren und Unwesentlichen. Nicht länger äußerlich und am Rande suchen, was dir nur innerlich und von deinem Zentrum her gegeben werden kann. Du suchst dann nicht mehr – vergeblich – den Schatz, den du nur in dir und in verbindlichen Beziehungen finden kannst, außerhalb von dir und jenseits tiefer, dich tragender Beziehungen. Das Wort *Herrlichkeit* hat in der hebräischen Sprache auch die Bedeutung *ganz schön schwer*. Es ist ganz schön schwer, zum Schatz in dir und in der Erfahrung von Intimität in der Begegnung mit anderen Menschen vorzudringen. Doch wenn du dem Schweren nicht aus dem Weg gehst, dich nicht durch äußerlich Aufgeblasenes davon abhalten lässt, kommst du auch in den Genuss der Erfahrung, gehalten und getragen zu sein.

Dunkelheitserfahrungen in unserem Leben können, so Thomas Moore (1994, 144), ein »einzigartiges Geschenk für die Seele bedeuten«. Sie tragen dazu bei, zu klären und gegebenenfalls neu zu strukturieren, was bisher als Orientierung, Wertvorstellung und Lebenseinstellung galt. Schon Sigmund Freud stellte heraus, dass während der Anfälle von Melancholie das äußere Leben leer ausschauen mag, zur gleichen Zeit aber inneres Arbeiten voll im Gange ist.

Erfahrungen von Dunkelheit wollen uns einladen, innezuhalten, sich Zeit zu nehmen, endlich der Seele wieder die ihr gebührende Aufmerksamkeit zu schenken. Ein Afrikaforscher konnte es nicht erwarten, endlich ins Landesinnere vorzustoßen. Um früher an sein Ziel zu gelangen, gab er den Trägern, die ihn begleiteten, zusätzliches Geld, damit sie schneller gingen. Diese legten dann auch ein schnelleres Tempo vor, bis sie eines Abends sich auf den Boden setzten, das Gepäck ablegten und sich weigerten weiterzugehen. Auch durch mehr Geld ließen sie sich nicht dazu bewegen weiterzumarschieren. Als der Forscher sie nach dem Grund ihres Verhaltens fragte, sagten sie, wir sind so schnell gegangen, dass wir nicht mehr so recht wissen, was wir tun. Darum warten wir, bis unsere Seele uns eingeholt hat.

Wenn die Depression dich zwingt deinen üblichen Rhythmus zu unterbrechen, dann kann dahinter deine Seele stehen, die dich dadurch dazu zwingt, dir Zeit für deine Seele zu nehmen, um wieder empfänglicher und sensibler zu werden für die wesentlichen Dinge in deinem Leben, das, was dich wirklich trägt und hält.

Nimm dich an

Suche in dir, was du außerhalb von dir vergeblich suchst

»Depression ist die Krankheit der Einsamkeit«, heißt es oft. Es gibt Menschen, die depressiv werden, weil sie sich alleine und einsam fühlen. Sie sehnen sich nach Kontakten und Beziehungen und sind traurig und entmutigt, wenn sie die ersehnten Kontakte entbehren müssen. Isoliert und abgeschnitten vom Leben und Beziehungen wie sie sich fühlen, erleben sie ihre Situation als trostlos. Sie sehen keinen Ausweg für sich, aus dieser Situation herauszukommen. Sie leiden unter dem Verlust an einer Qualität von Leben, die anderen offensichtlich gegönnt ist.

Eine 35-jährige Frau leidet an einer Depression, die anscheinend tief in ihr verwurzelt ist und deren Ursachen, die lange zurückliegen mögen, nur schwer auszumachen sind. Sie fühlt sich alleine, ohne sich dabei bewusst zu werden, dass sie es ist, die sich zurückgezogen und von den anderen abgekapselt hat. Ihre depressive Stimmung, die mit einem starken Gefühl von Minderwertigkeit einhergeht, hat so sehr von ihr Besitz ergriffen, dass sie den Kontakt zur Wirklichkeit verloren hat. Sie sieht die Welt um sich herum durch den verdunkelten Filter ihrer Depression. Sie lässt die Wirklichkeit nicht mehr an sich herankommen. Zu dieser Wirklichkeit gehört, dass es Menschen in ihrer Umgebung gibt, die immer wieder versuchen, auf sie zuzugehen, sie einladen. Sie kann, was sie hat, ihren Beruf, ihre zwei Kinder, ihren Mann, der für sie da ist, gar nicht richtig würdigen, da sie von ihrer depressiven Grundverfassung her die Wirklichkeit gar nicht zu sehen vermag. So bleibt sie eingeschlossen wie in einem Gefängnis, in dem es dunkel ist. Sie kommt sich vor wie im Laderaum eines Schiffes, das sich auf Kreuzfahrt befindet: Sie bekommt nichts mit von dem Leben außerhalb, von der Buntheit und Herrlichkeit des Lebens. Aus der Luke ihres Laderaums kann sie beobachten, wie das Leben im Grunde genommen an ihr vorbeizieht, ohne dass es sie zu berühren vermag.

Das Gefühl, alleine auf der ganzen Welt zu sein, gleichsam ausgesetzt zu sein, kann einen geradezu überfallen und besetzen. Sehr oft ist es mit dem Gefühl verbunden, nicht geliebt zu werden, die Liebe, nach der du dich sehnst, nicht zu erfahren, den Menschen, nach dem du so sehr verlangst, nicht zur Verfügung zu haben. Gefühle von Ohnmacht, Wertlosigkeit und Minderwertigkeit stellen sich ein. Neid macht sich breit in dir. Die anderen haben, was du nicht hast. Was ist falsch mit mir, fragst du dich. Du hast das Gefühl, von den anderen Menschen getrennt zu sein. Da gibt es niemanden, der sich wirklich um dich kümmert. Du siehst die anderen, wie sie sich anscheinend am Leben erfreuen, etwas unternehmen, lachen, tanzen, sich lieben, miteinander reden. Und da bist du, eingeschlossen in deiner Welt, die du als kahl, steril, lieblos, unattraktiv, der Liebe nicht wert erachtest. Du selbst fühlst dich als uninteressant und der Liebe nicht wert.

Du hoffst, wartest darauf, dass jemand dich sieht, dich entdeckt, dich liebt. Dich herausholt aus dieser Situation. Du verharrst in deiner Depression, solange das nicht geschieht. Du wirst vermutlich bis zum Nimmerleinstag auf jemand anderen warten und in deiner Depression bleiben, wenn du deine Depression nicht als einen Anstoß verstehst, deine Beziehung zu dir selbst zu überdenken.

Liebe und lass dich lieben

So mag die Depression, die du in der Erfahrung deiner Einsamkeit erlebst, dir sagen wollen: Das Arbeiten an der Beziehung zu dir selbst steht vor dem Arbeiten an der Beziehung zu anderen beziehungsweise beides geht miteinander einher. Zunächst gilt es aber, dich um die Beziehung zu dir selbst zu kümmern, statt vorschnell dich um andere zu kümmern oder von anderen zu erwarten, dass sie für dich tun, was allein du für dich tun kannst.

Solange du zu dir selbst keine von Wohlwollen geprägte Beziehung hast, bist du kaum in der Lage, auf andere Menschen zuzugehen. Du spürst die Sehnsucht nach einem anderen Menschen, der dir gibt, was du nicht hast oder dir selbst gegenüber nicht empfindest.

Manchmal kann es ein erster Schritt mehr hin zu dir sein, die Einsamkeit auszuhalten und dabei die Erfahrung zu machen, dass du im Ertragen der Trauer und im Aushalten des Schmerzes bei dir entdeckst, was du bei anderen suchst.

Daejo suchte den Meister Baso in China auf. Baso fragte: »Was suchst Du?« – »Erleuchtung«, antwortete Daejo. »Du hast selbst eine Schatzkammer. Warum suchst Du draußen?«, fragte Baso. Daejo wollte wissen: »Wo ist meine Schatzkammer?« Baso antwortete: »Was Du fragst, *ist* Deine Schatzkammer.« Daejo wurde erleuchtet. Von nun an drängte er seine Freunde: »Öffnet eure Schatzkammer und bedient euch eurer Schätze!«

So kann gerade in der Erfahrung von Einsamkeit deutlich werden, wie sehr das Schwere, das Dunkle Teil unseres Lebens ist. Oft müssen wir durch sie hindurchgehen, sie aushalten, uns von ihnen näher zu unserem eigentlichen und wirklichen Selbst führen lassen. Um dann auch die Erfahrung zu machen, dass wir es bei uns und mit uns gut aushalten können.

Wir kommen dann mit dem Schatz in uns selbst in Berührung, entdecken, dass wir liebenswert und wertvoll sind. Wenn du dich aber magst, wenn du dich liebst, brauchst du nicht die anderen, um dich für liebenswert zu erachten. (Vgl. Moore 2004, 225) Du kannst es dann auch mitunter genießen, alleine zu sein. Du weißt und spürst, dass du nicht dazu verurteilt bist, allein zu sein. Du bist in der Lage, das zu ändern. Du nimmst dir Zeit für dich, freust dich an der Gesellschaft mit dir selbst. Du fühlst dich nicht ausgestoßen, getrennt von den Menschen. Du weißt um die Menschen, die dir nahestehen, weißt um deine Fähigkeiten, Kontakte initiieren, intensivieren und pflegen zu können. Das Alleinsein wird so für dich zu einer Quelle von Freude. Du spürst deine Unabhängigkeit, weißt um deine Möglichkeiten, dein Leben und deine Beziehungen gestalten *zu können*.

Stehe zu deiner Menschlichkeit und Unvollkommenheit

Wachse über deinen Perfektionismus hinaus

Eine Depression kann auch ein Hinweis dafür sein, dass wir uns schuldig fühlen. Wir fühlen uns schuldig, den eigenen Erwartungen nicht gerecht zu werden, den Erwartungen anderer nicht nachkommen zu können, Gott gegenüber hinter dem zurückzubleiben, was wir meinen, das er von uns erwartet. Hier liegt in der Regel keine konkrete Schuld vor, für die ich mit Recht verantwortlich gemacht werden könnte. Es sind Schuldgefühle, die ein überzogenes Über-Ich mir einjagt, das gegenüber dem Einzelnen permanent fordernd auftritt und »auf die Verwirklichung der im Ideal angelegten Ziele drängt« (Stiemerling 1995, 63).

»Die Nichterfüllung der im Ich-Ideal vorgezeichneten Ziele (die sowieso meist unerreichbar sind) ruft eine wütende Gereiztheit und permanente Unzufriedenheitsspannung in seinem Träger wach ... Das Gewissen hebt drohend den Zeigefinger und wirft dem Betreffenden sein Versagen vor, genauso wie ihm früher die Eltern entsprechende Unzulänglichkeiten zum Vorwurf gemacht haben.«

Vor allem Menschen, die perfektionistisch ausgerichtet sind, die alles hundertprozentig richtig machen wollen und immer wieder die Erfahrung machen müssen, dass sie diesem Ideal nicht gerecht werden, sind hier in besonderer Weise gefährdet, depressiv zu reagieren. Sie tragen einen Sklavenhalter in sich selbst, der sie ständig schindet und quält, weil sie den eigenen inneren Wertvorstellungen und Idealen nicht entsprechen.

Im Unterschied zu einem gesunden Schuldbewusstsein liegt hier oft ein ungesundes Schuldempfinden vor, das zerstörerisch auf unsere Psyche einwirkt. Habe ich mich wirklich schuldig gemacht, ist es wichtig, zu meiner Schuld zu stehen, auch um zu verhindern, dass die Schuld dann auf mir lastet, bis dahin, dass sie mich so sehr niederdrückt, dass ich depressiv werde. Handelt es sich aber um so genannte neurotische Schuldgefühle, die nicht auf eine echte Schuld zurückzuführen sind, geht es darum, solche Schuldgefühle als falsch, überflüssig, schädlich zu entlarven.

»Bei Schuldideen, bei Schuldanklagen, bei religiösen Versündigungsideen läuft vor allem der gläubige Angehörige Gefahr, nicht die Erkrankung, sondern das Versagen gegenüber einer weltlichen oder religiösen Instanz zu sehen. Leider gibt es auch religiöse Sekten und Gruppierungen, die die Depression als Ausfluss eines ›Zuwenig‹ im religiösen Bereich betrachten (›wenn du genug gebetet hättest, wärst du nicht krank geworden‹). Da viele depressive Kranke in der tieferen Depression auch nicht mehr beten können, das Gefühl der emotionalen Verbundenheit mit ihrem Gott verloren haben oder es verloren glauben, empfinden sie dies als schuldhaftes Verstoßensein, als Getrenntsein, als Herausfallen aus der göttlichen Fürsorge.« (Wolfersdorf 2002, 124f)

In solchen Situationen will die Depression uns dahin bringen, uns von Lasten zu befreien, die uns andere auferlegt haben, die unsere Souveränität und Eigenverantwortlichkeit unterminieren. Sie will uns dazu motivieren, uns gegen innere und äußere Einflüsse aufzulehnen, die uns das Leben zur Hölle machen. Die Depression will uns weiter Mut zur Unvollkommenheit machen. In ihr meldet sich unsere Seele, die weiß, dass Vollkommenheit an sich nicht glücklich macht. Auch weiß sie, dass heilig zu werden, ganz zu werden heißt. Ganz bin ich erst, wenn ich auch meine Schattenseite kennen gelernt und integriert habe. »Geh' deinen Weg vor mir, und sei ganz«, heißt es im Buch Genesis. Man könnte ganz auch mit vollkommen übersetzen.

Wenn wir die dunkle, die unvollkommene, die fehlbare Seite an uns annehmen können, wird uns die Depression nicht länger heimsuchen müssen. So will die Depression Mut machen, zu unseren Schwächen und Fehlern zu stehen, barmherziger, liebevoller mit uns selbst umzugehen. Zur Kenntnis zu nehmen und zu akzeptieren, dass es in unserem Leben neben Weizen auch immer wieder Unkraut gibt und geben wird.

»Vollkommenheit bedeutet für mich heute«, so Pierre Stutz (2000, 62), »annehmen zu können, dass es kein Licht ohne Schatten gibt. Das Gleichnis vom Unkraut und vom Weizen aus dem Neuen Testament hat mich befreit von erdrückenden Vollkommenheitsansprüchen, von der Allmachtsphantasie, perfekt sein zu müssen. Da wird erzählt, dass nach dem Säen von Weizen beim Aufgehen der Saat zugleich auch Unkraut wächst. Die Knechte wollen es ausreißen, doch der Gutsherr sagt weise: ›Nein, sonst reißt ihr zusammen mit dem Unkraut auch den Weizen aus. Lasst beides wachsen bis zur Ernte.‹ (Mt 13,24–30) Ein inneres Bild, das mich aufatmen lässt: Beides wachsen zu lassen, Fehler machen dürfen, Scheitern und Versagen in mir annehmen, weil es kein ›reines‹ Wachstum gibt.«

Hier geht es dann um die Versöhnungsarbeit mit unseren Schattenseiten und Unvollkommenheiten.

Stehe zu deiner Schuld

Neben neurotischen Schuldgefühlen, bei denen ich auf eine überzogene Weise auf tatsächliche oder angenommene Verstöße gegen Tabus oder Verbote reagiere, gibt es wirkliche Schuld und existenzielle Schuld. Bei wirklicher Schuld habe ich mich durch mein Verhalten tatsächlich schuldig gemacht. Manchmal kann nicht verarbeitete oder nicht wiedergutgemachte Schuld Anlass für eine Depression sein. Statt sich meiner wirklichen Schuld zu stellen, verdränge ich dann die Schuld und die damit einhergehenden Gefühle. Doch diese Gefühle lassen sich nicht verdrängen und machen sich zum Beispiel durch eine depressive Stimmung bemerkbar. Wenn ich über eine längere Zeit betrübt bin, ich nicht länger Interesse oder Begeisterung für meine Arbeit aufbringe, mag ich daher in Erwägung ziehen, dass unverarbeitete Schuld wie Wackersteine in mir liegen und mein Leben beschweren. Roy Fairchild (1991, 31) führt folgendes Beispiel dafür an:

»Ein neununddreißigjähriger Vertreter beklagte sich bei seinem Seelsorger über viele der beschriebenen Symptome von Depression. Er hatte kein Interesse mehr an seiner Arbeit, seine Trägheit und sein Zögern kamen zum Ausdruck in seinen Verkaufszahlen, seine Frau hatte sich ihm emotional und sexuell zunehmend entfremdet. Er schlief schlecht und unzureichend. In seinen Träumen wurde er von Ungeheuern verfolgt, denen er mit bleischweren Schuhen zu entkommen versuchte. Nach einigen Beratungsgesprächen gab er an, eine einjährige Beziehung zu einer Arbeitskollegin zu haben. Er war jedoch sicher, dass dieser sexuelle Kontakt nichts mit seinen gegenwärtigen Problemen zu tun hatte, ›Jeder macht das‹ konterte er, und ›außerdem leben wir eine offene Partnerschaft‹. Einige Sitzungen danach erkannte und durchlebte er seine Schuldgefühle und entschied sich dazu, seine außereheliche Beziehung zu beenden. Daraufhin verschwand auch seine Depression.«

Wenn wir schuldig geworden sind, wird unsere Seele nicht ruhen, bis wir uns unserer Schuld gestellt haben, uns mit ihr auseinandersetzen, zu unserer Schuld stehen und die Wege beschreiten, die uns von der Schuldenlast befreien können. Solange wir das nicht tun, wird die Schuld tatsächlich wie eine Last auf uns und unserer Seele liegen und uns beschweren. Ich mag mich schuldig gemacht haben, wenn ich andere betrogen, mich auf ihre Kosten bereichert, ein gemachtes Versprechen nicht eingehalten, anderen bewusst Unrecht oder Leid zugefügt habe. Ich mag mich mir selbst gegenüber schuldig gemacht haben, wenn ich mich dem Leben nicht gestellt, mich verkrochen habe und ständig hinter meinen Möglichkeiten zurückgeblieben bin.

Wenn ich mich schuldig gemacht habe, nagt das an mir, lässt mich das nicht in Ruhe. Ich mag es mir noch so schönreden oder verdrängen. Die Schuld bleibt mir erhalten. Ich tue mir daher etwas Gutes, wenn ich zu meiner Schuld stehe und mich mit ihr auseinandersetze. Ich reinige mich von dem Gift, das in mir fließt und wirkt, solange ich mich nicht mit meiner Schuld auseinandergesetzt habe. Meine Seele dankt es mir, indem sie mich dann nicht länger durch Angst, Depression und Verunsicherung an meine Schulde erinnert. Sie dankt es mir, indem sie mir Erleichterung verschafft, mich in die Freiheit versetzt, die ich eben nicht erlangen kann, wenn ich ständig etwas mit mir herumtrage, was mich beeinträchtigt, mir die echte Freude am Leben nimmt.

Wage den Durchbruch in deine Tiefe

Habe Mut zu Korrekturen und Ergänzungen in deinem Leben

Die Depression kann auch als Aufruf verstanden werden, genauer auf unser Leben zu schauen und gegebenenfalls Korrekturen vorzunehmen. Depression ist dann, so C. G. Jung, nicht nur ein unangenehmes Symptom, es ist eine Umleitung von Energie zu einem Bereich, der von einer einseitigen Person vernachlässigt wurde. Depression ist ein Signal, das unsere Aufmerksamkeit auf einen Lebensstil lenkt, der der Korrektur und Veränderung bedarf. Hier kann auch eine existenzielle Schuld Anlass für eine Depression sein. Man spricht von existenzieller Schuld, wenn ich nicht *mein* Leben lebe, die mir grundsätzlich gegebenen Möglichkeiten nicht nutze. So gesehen kann sich existenzielle Schuld als »eine positive, konstruktive Kraft, ein Führer, der uns zu uns selbst zurückführt« (Yalom 2005, 333) erweisen. Die mit existenzieller Schuld einhergehende Depression wird sich erst zurückziehen, wenn ich dem Ruf meines inneren Führers, zu mir selbst zu stehen, folge.

Ein Seminarist, der drei Jahre lang studiert und sich in seinem Studium und Praktikum bewährt hat, wird in seinem letzten Semester von depressiven Stimmungen und Selbstmordgedanken heimgesucht. Er zieht sich von seinen Freunden zurück, wird apathisch und kommt, was für ihn untypisch ist, seiner Arbeit nicht mehr nach. Er klagt über Müdigkeit und Mutlosigkeit und sucht Rat bei einem Arzt. Der verschreibt ihm Antidepressiva. Er führt Beratungsgespräche, und nach einigen Sitzungen setzt er die Medikamente ab. Seine Träume nehmen zu. In einem lebhaften Traum wird er von einer gebrechlichen Frau, die ihn überraschenderweise überwältigt, in eine Kiste gezwängt, die viel zu eng für ihn ist. In der abgeschlossenen Kiste krümmt und windet er sich, bis er ein chinesisches Schloss findet, das er zu enträtseln vermag. Es gelingt ihm, die Kiste zu öffnen. Er kommt auf eine breite Straße, die ein Feld mit wilden Blumen und kleinen Tieren durchquert. Sehr schnell versteht er, dass der Traum die abgekapselte Situation symbolisiert, als die er den Pastorenberuf empfindet. Sein Leben lang hat ihm seine verwitwete Mutter den Pastorenberuf als heilige Berufung beschrieben. Sie hoffte, dass er die Arbeit seines Vaters fortsetzt, der starb, als er zwölf Jahre alt war. In der Realität lebte er das Leben eines anderen, oder wie Jung es ausdrückte: den Mythos eines anderen. Der Traum besagte, dass er, falls er den richtigen Schlüssel findet, nicht in der Kiste bleiben muss. Nachdem der junge Mann begriffen hatte, dass er die Freiheit der Wahl hat und sich innerlich befreien konnte von dem Vorbild seines Vaters und dem verschlingenden Besitzergreifen seiner Mutter, verschwindet seine Depression, und seine Energie kann sich nach außen, auf ein produktives Leben hin, ausrichten. (Vgl. Fairchild 1991, 36)

Gerade auch die Depression, die in der Lebensmitte auftreten kann, »wenn ein Stadium der Reife erreicht ist und die meisten Lebensziele und Ambitionen erfüllt sind« (Fairchild 1991, 37), will uns darauf aufmerksam machen, dass wir in unserem Leben Korrekturen vornehmen müssen.

Ein leitender Angestellter mittleren Alters, mit großem beruflichen Erfolg, fühlt sich müde, isoliert sich immer mehr von seiner Familie und verfällt in eine traurige Stimmung. Er hat beängstigende Todesträume und gelegentliche Selbstmordgedanken. Er erlebt Veränderungen seiner Psyche, die eine Tilgung oder Veränderungen seiner jugendlichen Ziele verlangen, zugunsten seiner »Ganzheit« und seiner »Individuation«. (Vgl. Fairchild 1991, 31) Viele geraten in der Mitte ihres Lebens in eine große Krise.

»Die Brüchigkeit vieler Lebensumstände wird ihnen so recht bewusst; der so genannte Erfolg erweist sich als ambivalent, oft auch die Partnerschaft, und der Körper beginnt erste Alterserscheinungen aufzuweisen. Man kommt nicht mehr darum herum, sich der Reduktion der psychischen und physischen Kräfte bewusst zu werden. Diese Krise der Lebenswende ist oft geprägt vom Gefühl, in der Vergangenheit versagt zu haben. Angst, auch die Gegenwart und die noch bevorstehenden Jahre nicht richtig nutzen zu können, drängt sich bei vielen in den Vordergrund. Angst auch, am eigentlichen Leben vorbeigelebt zu haben in einer nicht wiedergutzumachenden Weise.« (Wunderli 1990, 58f)

Lass dich auf den Weg ein, der dich verwandelt

Ob man es wahrhaben und annehmen will oder nicht, die zweite Lebenshälfte konfrontiert uns mit der Wirklichkeit des Älterwerdens, dem Nachlassen der Kräfte, der Begeisterung und der Zuversicht. Es ist die Zeit, in der von uns gefordert wird, Grenzen, die das Alter uns setzt, anzunehmen, Schmerzen, die wir vorher nicht kannten, als Teil des Lebens zuzulassen und ebenfalls anzunehmen und schließlich auch die Tatsache des Sterbens und des Todes als eigene Wirklichkeit zuzulassen. All das zu akzeptieren geschieht nicht einfach so leichthin. Das erfordert loszulassen, immer wieder loszulassen. Wir müssen loslassen von der Zeit der Jugend mit all dem, wofür sie steht, von all den aufregenden, enthusiastischen, schwungvollen und energiegeladenen Erfahrungen dieser Zeit, ihrer Unbeschwertheit und ihren anscheinend grenzenlosen Möglichkeiten. Sehr eindrucksvoll schildert diesen Vorgang Rainer Maria Rilke (1929, 43ff) in *Briefe an einen jungen Dichter*:

»Die Dunkelheit und depressive Stimmung, die im Erinnern an das Gewesene in uns aufsteigen, sind angemessen. Sie dürfen sein. Eine der Aufgaben der zweiten Lebenshälfte, die mit einer Krise eingeleitet werden kann, ist es, das Dunkle im eigenen Leben mehr zuzulassen. Die Dunkelheit in sich aushalten kann manchmal auch bedeuten, dem inneren Kampf, dem Auf und Ab, nicht auszuweichen. Es kann heißen, den Weg, der mich in dunkle Bereiche von mir führt, zu gehen, auch wenn mir das angst macht. Ich trete ein in meine eigene Dunkelheit, um sie mir vertrauter zu machen, um sie auszuleuchten, mir bekannt zu machen. Ich wage mich in meine Dunkelheit vor, weil ich weiß, dass ich mehr von mir erfahre und schließlich mehr ich selbst bin, wenn ich mich auf diesen Weg einlasse ...

Ich glaube, dass fast alle unsere Traurigkeiten Momente der Spannung sind, die wir als Lähmung empfinden, weil wir unsere befremdeten Gefühle nicht mehr reden hören. Weil wir mit dem Fremden, das bei uns eingetreten ist, allein sind; weil uns alles Vertraute und Gewohnte für einen Augenblick fortgenommen ist; weil wir mitten in einem Übergang stehen, wo wir nicht stehen bleiben können. Darum geht die Traurigkeit auch vorüber: Das Neue in uns, das Hinzugekommene, ist in unser Herz eingetreten. Ist in seine innerste Kammer gegangen und ist auch dort nicht mehr – ist schon im Blut. Und wir erfahren nicht, was es war. Man könnte uns leicht glauben machen, es sei nichts geschehen, und doch haben wir uns verwandelt, wie ein Haus sich verwandelt, in welches ein Gast eingetreten ist ... Je stiller, geduldiger und offener wir als Traurige sind, umso tiefer und umso unbeirrbarer geht das Neue in uns ein, umso besser erwerben wir es, umso mehr wird es unser Schicksal sein, und wir werden uns ihm, wenn es eines späten Tages ›geschieht‹ (das heißt aus uns heraus zu den anderen tritt), im Innersten verwandt und nahefühlen.

Da dürfen Sie ... nicht erschrecken, wenn eine Traurigkeit vor Ihnen sich aufhebt, so groß, wie Sie noch keine gesehen haben; wie eine Unruhe, wie Licht und Wolkenschatten, über Ihre Hände geht und über all ihr Tun. Sie müssen denken, dass etwas in Ihnen geschieht, dass das Leben Sie nicht vergessen hat, dass es Sie in der Hand hält; es wird Sie nicht fallenlassen. Warum wollen Sie irgendeine Beunruhigung, irgendeine Schwermut von Ihrem Leben ausschließen, da Sie doch nicht wissen, was diese Zustände an Ihnen arbeiten? Warum wollen Sie sich mit der Frage verfolgen, woher all das alles kommen mag und wohin es will? Da Sie doch wissen, dass Sie in Übergängen sind und nichts so sehr wünschten, als sich zu verwandeln.«

Diese Erfahrungen sollen und dürfen mir nicht erspart bleiben. Es sind Erfahrungen, die den Weg in meine Tiefe bahnen. Sie wollen mir sagen: Du musst Abschied nehmen von dem, was war, aber nicht mehr ist. Unweigerlich, unerbittlich, radikal, um wirklich weiter *leben* zu können, um in dem, was jetzt möglich ist, Freude, Erfüllung, Sinn zu erfahren. Sehr plastisch drückt das die Tiefenpsychologin Jolande Jacobi (1965, 26 und 33) mit den folgenden Worten C. G. Jungs aus: »Wie aus dem Samenkorn ein Baum emporwächst, entfaltet sich das Leben von Stufe zu Stufe. Sieghafter Aufstieg, Zusammenbruch, Krise, Versagen und Wiederbeginn säumen den Weg. Es ist der Weg, den die große Mehrheit der Menschen geht, zumeist unreflektiert, unbewusst, ahnungslos dem labyrinthischen Pfad entlang, in Hoffnung und Sehnsucht von der Geburt bis zum Tod ... Nur wer den Lebensweg tapfer beschreitet und besteht, nur wer sich mutig ins Leben hineinstellt, keinen Kampf und Ausweg scheut, wer keiner Erfahrung ausweicht, dessen Persönlichkeit wird voller ausreifen als die Persönlichkeit jenes Menschen, der sich stets auf der gesicherten Seite des Weges aufzuhalten trachtete. Es gibt ... Menschen – und diese sind vielleicht in der Mehrheit –, die langsam, fast unbemerkt in den zweiten Lebensabschnitt hinübergleiten. Sie erreichen aber nur selten dieselbe Weite und Reife der Persönlichkeit wie jene, die mit viel Not und Leiden ihren Lebensnachmittag beginnen müssen und dadurch zu einer intensiveren Auseinandersetzung zwischen ihrem Ich und den unbewussten Komponenten ihrer Psyche genötigt werden; allerdings wächst dadurch auch ihre Chance, eine seelische Ganzheit zu erlangen.« Das Dunkle im Leben mehr zuzulassen kann auch meinen, die Endlichkeit und das Letztendliche in ganzer Radikalität auf mich wirken, mich davon treffen zu lassen. Das ist nicht mit einem Glücksgefühl verbunden. Es ist wie ein Donnerschlag, der einen trifft und zu Boden wirft. Es ist brutal, unerhört. Das überfordert nicht wenige, erzeugt Widerstand, Wut und Ärger. Da möchte man sich dagegen auflehnen. Doch es bleibt nichts anderes übrig, als den Abschied zu akzeptieren, die Trauer zuzulassen, manchmal auch umzufallen, für eine Weile liegen zu bleiben, um schließlich wieder langsam aufzustehen und weiterzugehen.

Lass dich durch die Nachbarschaft des Ewigen beunruhigen

Lebe Wand an Wand mit Gott

Die Depression kann auch als eine Erfahrungsweise gesehen und erlebt werden, die unsere Spiritualität vertieft. In diesem Zusammenhang wird oft der Begriff Schwermut gebraucht, der im Wesentlichen dem entsprechen kann, was man unter Depression versteht, vielleicht mit dem Unterschied, dass dieser Begriff mit Recht nicht so schnell mit etwas Pathologischem verbunden wird. »Schwermut ist die Beunruhigung des Menschen durch die Nachbarschaft des Ewigen, Beseligung und Bedrohung zugleich«, sagt der Religionsphilosoph Romano Guardini. (2003, 49f) Wenn er von Schwermut spricht, meint er zunächst das, was wir als Depression verstehen. Doch sosehr er den Medizinern und Psychologen zugesteht, viel Treffendes über die Ursachen und innere Struktur der Depression zu wissen, vermögen sie seiner Ansicht nach in dem, was sie sagen, nicht die Tiefe und Erlebniswelt zu erfassen, die in jener Erfahrung liegt.

Die Schwermut ist für Guardini ein Anzeichen dafür, dass es das Absolute gibt. So gibt es Menschen, die gerade wegen ihrer Schwermütigkeit in besonderer Weise sensibel sind für das ganz Andere, das Absolute, oder wie es Guardini formuliert: »... dass wir Wand an Wand mit Gott leben. Dass wir angerufen sind durch Gott; aufgerufen, ihn in unser Dasein aufzunehmen.« (Guardini 2003, 48) Es sind die Menschen, die mehr als andere im Grenzbereich des Ewigen leben. Auf sie trifft zu, was der Tiefenpsychologe C. G. Jung (1997, 328) meint, wenn er sagt: »Wenn man versteht und fühlt, dass man schon in diesem Leben an das Grenzenlose angeschlossen ist, ändern sich Wünsche und Einstellung. Letzten Endes gilt man nur wegen des Wesentlichen, und wenn man das nicht hat, ist das Leben vertan.«

Ja, wer in der Nachbarschaft des Ewigen lebt, der spürt die Ewigkeit besonders stark, die Gott in uns eingepflanzt hat, wie es im Alten Testament im Buch Kohelet heißt. Diesem Bewusstsein und dieser Wahrnehmung haftet zunächst etwas Schweres an. Es hindert daran, leicht, ja leichtfüßig über die Dinge hinwegzusehen. Zu sehr ist darin verwoben, um was es letztlich geht.

In der Schwermut meldet sich eine Ahnung des Unendlichen. »Die Unendlichkeit bezeugt sich im Herzen.« (Guardini 1995, 48) Wir bleiben nach wie vor himmelweit entfernt von dem, auch nur ansatzweise zu erahnen, was Gott ist, doch wir sind ein ganz winziges Stückchen näher dran. Und das ist gut so, denn mehr würden wir nicht ertragen. Weder in der einen noch in der anderen Richtung, in der schwermütigen und in der beglückenden.

Die beglückende Seite gibt es natürlich auch. Die Beseligung, von der Romano Guardini spricht, kann in den Augenblicken liegen, in denen wir uns Gott ganz nahe fühlen. Augenblicke, in denen die Zeit stehen bleibt. »Der schwermütige Mensch hat wohl die tiefste Beziehung zur Fülle des Daseins. Ihm leuchtet heller die Farbigkeit der Welt; ihm tönt inniger die Süße des inneren Klanges.« (Guardini 1995, 83)

Sei da und wach, wenn die Wand für einen Augenblick einbricht

Es ist interessant, dass Romano Guardini an Rainer Maria Rilke erinnert, wenn er davon spricht, dass wir Wand an Wand mit Gott leben und gerade jene, die sich dessen bewusst sind und sich mit ihrer Tiefe davon ergreifen lassen, zu den schwermütigen Menschen gehören. In seinem *Stundenbuch* schreibt Rainer Maria Rilke (1986, 201f) so eindrucksvoll:

Du, Nachbar Gott, wenn ich dich manches Mal
in langer Nacht mit hartem Klopfen störe, –
so ists, weil ich dich selten atmen höre
und weiß: Du bist allein im Saal.
Und wenn du etwas brauchst, ist keiner da,
um deinem Tasten einen Trank zu reichen:
Ich horche immer. Gib ein kleines Zeichen.
Ich bin ganz nah.

Nur eine schmale Wand ist zwischen uns,
durch Zufall; denn es könnte sein:
Ein Rufen deines oder meines Munds –
Und sie bricht ein
Ganz ohne Lärm und Laut.

Was Rilke hier beschreibt, erinnert an die Erlebnisse, mit denen die Mystiker die Erfahrung der Dunklen Nacht der Seele beschreiben. Dabei geht es um Erfahrungen, die an Depression erinnern und auch solche sein können. Gerade deshalb müssen sie psychologisch und spirituell gesehen, gewürdigt und angegangen werden. »Dem Psychoanalytiker bedeutet die Schwermut jener Drang zur Selbstzerstörung, der sich einstellt, sobald wesentliche Lebenstriebe nicht zur rechten Erfüllung gelangen«, schreibt Romano Guardini (1995, 40). Doch, so fährt er fort: »Für Kierkegaard wäre damit nur erst der Anfang bezeichnet. Die eigentliche Schwermut tritt für ihn dann ein, wenn ein tieferer Durchbruch von Geist, von Person, von selbst geschehen müsste, der Mensch aber dazu nicht die Kraft findet. Dann wird er schwermütig: Das Erlebnis des Romantikers, der mit sich nicht fertig wird.« (Guardini 1995, 40)

In der Schwermut drückt sich unser Leiden zu unserem Begrenztsein, unserer Endlichkeit aus. Das ist auch eine Quelle von Eros, der sich im Leiden unter dem Unvollkommenen, dem Verlangen nach Ergänzung und nach Vereinigung mit dem Absoluten zeigt. (Vgl. Köberle/Bumiller 1996, 20) Diese Sehnsucht bleibt letztlich unerfüllt und lässt sich auch nicht durch Ablenkungen, durch all die Freuden, die wir im Leben hoffentlich und Gott sei Dank erfahren dürfen, stillen. Der eine mag sich eher damit abfinden, der andere weniger. Ihm fehlt etwas Entscheidendes. So macht er sich auf in seine Tiefe, in seine Innenwelt, die C. G. Jung die »Person Nr. 2« nennt, in der ich Gott als ein heimliches, persönliches und zugleich überpersönliches Geheimnis erkennen kann und mich nichts mehr von Gott trennt. (Vgl. Jung 1997, 50f) Wer seine Schwermut, seine Depression auch so verstehen kann, weiß sie zu schätzen.

Lass die Schwermut die Pforten zu deiner Tiefe öffnen

Wenn ein Einbruch in unser Leben erfolgt, wir von dem, was als oberflächlich gilt, in unsere Tiefe einbrechen, dann verläuft das nicht glatt. Wir verwunden uns dabei, ja es ist oft die Wunde selbst, die Voraussetzung dafür ist, dass wir von der Oberfläche in unsere Tiefe gelangen. In der Erfahrung des Verwundetseins sind wir sensibler für die Regungen, die wir, solange wir uns nur an der Oberfläche befinden, nicht oder nur schwach wahrnehmen. Wir werden sensibler für das Wesentliche. Im Zustand des Verwundetseins, in dem wir aufgerissen sind, spüren wir uns mehr als sonst.

Wir spüren auch Gott mehr als sonst. Abraham Heschel meint, dass Gott über unser Verwundetsein Einzug bei uns hält. Über unsere Herzenswunden berührt uns Gott. »Die Unendlichkeit bezeugt sich im Herzen«, sagt Guardini (2003, 48). Was Unendlichkeit ist, was der Unendliche ist, davon erhalten wir in unserem Herzen eine Ahnung – vor allem in einem Herzen, das geöffnet ist, weil es verwundet ist, weil es aufgerissen worden ist. Ein Herz, das geöffnet ist, ist der Unendlichkeit näher. Ist es doch unser Herz, das, wie uns die Mystiker und Mystikerinnen sagen, uns in Kontakt mit Gott bringt. Hier im Herzen spüren, erfahren wir Ewigkeit, Unendlichkeit, vollzieht sich von Herz zu Herz der Austausch zwischen mir und Gott.

So können, wenn es uns schwer ums Herz wird, diese Schwere und Schwermut uns näherbringen zu Gott, uns dem Eigentlichen näherbringen. Das kann, so schmerzvoll es ist, zu einer Bereicherung unseres Lebens beitragen. Dann ist es aber auch wichtig, mit den Freuden des Lebens in Berührung zu kommen und an den Freuden des Lebens teilhaben zu dürfen. Ich kann daher gut Reinhold Schneider verstehen, der weiß, was Schwermut bedeutet. Er spricht sehr positiv über die Erfahrung des Dunklen und

Schweren, dem er ein höheres spezifisches Gewicht zuspricht als dem Hellen und Leichten. Doch zugleich kann er sagen: »Ich habe genug gesehen für mein Billett. Ich bekomme ein schlechtes Gewissen: so viel habe ich gar nicht bezahlt. Auch braucht man das Stück nicht abzusetzen, ich gehe gerne in die Pause.« (In: Cermak 1983)

Die Erfahrung von Schwermut kann die Pforten in unsere Tiefe öffnen. Sie kann uns weiter, sensibler machen für uns selbst, unsere Mitmenschen, unsere Umwelt und für Gott. Sie kann somit zum Eingangstor für Gott werden. Wir werden unserer eigenen Verwundbarkeit gewahr. Wie schnell unser Leben, wenn wir es als Licht verstehen, ausgelöscht werden kann. Wie sehr wir letztlich dem Nichts ausgesetzt sind, auch wenn wir versuchen, unserem Leben Sinn zu geben und es uns durch ein Netz von Beziehungen erträglich zu machen. Wie hohl und berechnet unsere Beziehungen sind, sosehr wir das Wort Liebe auch im Mund führen und auf unser Banner schreiben.

Der Schwermütige mag die Sehnsucht nach der Leichtigkeit des Vogels kennen, von der Friedrich Nietzsche (1973, 678) spricht, doch er macht sich nichts vor, weiß er, spürt er doch, dass er nie wird fliegen können. Die Leichtigkeit, nach der er sich sehnt oder auch nicht – noch nicht –, weder in der Sehnsucht nach Tiefe und Weite noch im seinem Streben nach dem Absoluten erfahren wird. »Die *positive* Kraft der Schwermut führt zwar bis an die ›Wand‹, hinter der Gott wohnt, also in eine besondere Nähe zum ›Ewigen‹.« (Knoll 2002, 71) Doch die Wand bleibt, vielleicht von wenigen Momenten ausgenommen, in denen wir eine Ahnung von dem, was dahinter ist, erfahren dürfen.

III. Die Dunkle Nacht der Seele

Manche Erfahrung von Dunkelheit und Depression fordert uns zur Wende in unserem Leben auf. Sie will, dass wir innerlich einbrechen, zugrunde gehen, um mit unserem tieferen Grund in Berührung zu kommen. Dieser Weg nach innen, dieses Fallen in meine Tiefe, kann sich zuweilen als eine Höllenfahrt, als eine Erfahrung des Zu-Grunde-Gehens erweisen, bei der ich ganz schön hin- und hergeschleudert werde. Damit mein Dunkel wieder hell wird, muss ich zuerst in das Dunkle hinabsteigen. Ich muss hinabsteigen in diesen tiefsten Bereich in mir.»Du führst mich hinaus ins Weite, du machst mir das Dunkel hell«, heißt es im Psalm. Das setzt voraus, zunächst die Dunkelheit auszuhalten, den Schmerz zuzulassen, hinabzusteigen in meine Tiefe, meine Ohnmacht zu erfahren und schließlich mit meinem eigentlichen Grund in Berührung zu kommen, dem, was mir wirklich Halt schenkt. Diese Erfahrung kann mit einer tiefen spirituellen Erfahrung einhergehen, bekannt als Dunkle Nacht.

Als der bekannte geistliche Schriftsteller Henri Nouwen seine Tätigkeit als Seelsorger in Daybreak begann, einer Einrichtung der Arche, die sich um behinderte Menschen kümmert, überkam ihn gleich zu Beginn eine tiefe Dunkelheit. Sie zwang ihn, für einige Zeit seine Tätigkeit zu unterbrechen und Begleitung aufzusuchen. Henri Nouwen (1989, 11ff) schreibt über diese Erfahrung:

»Es war eine Phase, in der mich große innere Unruhe und tiefe Angst erfasst hatte. Ich fragte mich, ob ich mein Leben, so wie ich es neu begonnen hatte, werde durchhalten können. Alles brach zusammen: Meine Selbsteinschätzung sank, meine Lebensenergie schwand, und mein Arbeitseifer erlahmte; auch das Gefühl, geliebt und gehalten zu sein, sowie meine Hoffnung auf Heilung und mein Vertrauen auf Gott ... alles. Da war ich nun: ein geistlicher Schriftsteller, der Beachtung findet, weil er Gott liebt und den Menschen Hoffnung gibt, niedergedrückt und in völliger Dunkelheit. Was war passiert? Ich war mit meiner eigenen Nichtigkeit konfrontiert worden und fühlte mich so, als wäre alles, was meinem Leben Bedeutung gegeben hatte, plötzlich weggewischt, vor mir nichts als ein dunkler Abgrund ... Ausgerechnet in der Zeit, da alle in meiner Umgebung mir ihre Liebe, Fürsorge und Wertschätzung zeigten, mir ihre Bewunderung zum Ausdruck brachten, empfand ich mich als nutzlos, ungeliebt und verachtenswert.

Meine innere Unruhe und Angst lähmten mich völlig. Ich konnte nicht mehr schlafen, weinte immer wieder stundenlang, ohne etwas dagegen tun zu können. Alle guten Worte und noch so überzeugende Argumente prallten ab. Ich hatte kein Interesse mehr an den Fragen und Problemen anderer. Ich verlor jeden Appetit am Essen und fand keinen Gefallen mehr an guter Musik, an Werken der Kunst, ja nicht einmal an den Schönheiten der Natur. Alles war Dunkelheit. In mir war ein langer Schrei, der von einem Ort kam, von dem ich nichts wusste: ein Ort voller Dämonen. Dies alles wurde ausgelöst durch das plötzliche Ende einer Freundschaft ... Diese Freundschaft, die mich tief erfüllte, bahnte aber einen Weg zu meiner Unruhe und Angst.

Mir wurde bald klar, dass es unmöglich ist, diesen geistig und geistlich zermürbenden Konflikt zu überstehen, ohne meine Gemeinschaft zu verlassen und mich Menschen anzuvertrauen, die mich zu einer neuen Freiheit zu führen vermochten. Durch eine einzigartige Gnade fand ich den Ort und die Menschen, die mir die in meiner Situation notwendige psychologische und geistige Hilfe boten. Während der folgenden sechs Wochen durchlebte ich eine beinahe endlose Agonie ... In den ersten Wochen schien sich mein innerer Zustand – meine Unruhe und Angst – noch zu verschärfen. Sehr alte schmerzende Stellen, die längst vernarbt waren, brachen auf und angstvolle Erfahrungen aus lange zurückliegenden Jahren wurden plötzlich wieder lebendig. Das Scheitern der Freundschaft zwang mich dazu, den Grund meiner Seele zu betreten und direkt festzustellen, was sich hier verbarg, und dann bei allem, was zum Vorschein kam, nicht den Tod, sondern das Leben zu wählen. Dank der Aufmerksamkeit und Fürsorge meiner beiden Begleiter gelang es mir, Tag für Tag einen kleinen Schritt zum Leben hin zu tun. Leicht hätte ich dabei in Verbitterung, Verärgerung, Niedergeschlagenheit, ja in Selbstmordgedanken fallen können.«

Nach Michael Plattig (in: Bäumer/Plattig 2008, 109f) spricht vieles für die These, dass es sich bei diesen Erfahrungen von Henri Nouwen um eine Depression und eine Dunkle Nacht handelt. »Vor allem der Anlass – die zerbrochene Freundschaft – und das erste Erleben der Krise mit den verschiedenen beschriebenen Symptomen sprechen für eine Depression. Die Art und Weise des Umgangs, die Tatsache, dass Henri Nouwen weiter schreiben konnte und weiter in der Lage war, geistlich zu reflektieren, sowie vor allem sein Umgang mit den erlebten Phänomenen deuten in Richtung Dunkle Nacht. Unter Umständen ist Henri Nouwen ein Beispiel dafür, dass die Dunkle Nacht auch hilft, eine

Depression durchzustehen und letzten Endes auch im Rückblick einen positiven Zugang im Rahmen des lebensgeschichtlichen Kontextes zu gewinnen.«

Bei der Dunklen Nacht handelt es sich um einen Prozess, bei dem den Regungen der Seele wieder mehr Raum gegeben wird, mit unserer Bestimmung in Berührung zu kommen und neue, von unserer Seele abgedeckte Visionen für unser Leben zu entdecken. Henry David Thoreau, der sich für zwei Jahre zurückzog in die Einsamkeit eines Waldes, um bewusst zu leben, begründet das damit, dass er dadurch die wesentlichen Dinge des Lebens erfahren wollte, um zu verhindern, dass, wenn es ans Sterben geht, er möglicherweise entdecken muss, nicht wirklich gelebt zu haben. In der Dunklen Nacht vollzieht sich ein notwendiger Einbruch in unser Leben, der zum Ziel hat, dass es auf einer tieferen Ebene in unserem Leben weitergeht. Zumindest weitergehen sollte.

Von den Dunklen Nächten in unserem Leben

Die Erfahrung der Dunklen Nacht widerfährt uns in ihrer stärksten Ausprägung nach meiner Einschätzung ein- oder zweimal in unserem Leben. Das wird auch davon abhängig sein, wie sehr bei der ersten großen Dunklen-Nacht-Erfahrung ein entscheidender Einbruch oder Durchbruch in die Tiefe erfolgt ist.

Doch darüber hinaus kann es auch Dunkle Nächte in unserem Leben geben, die wir als weniger intensiv erleben, die uns nicht so zusetzen, wie das für die Dunkle Nacht gilt, die zu entscheidenden Einbrüchen und Veränderungen führt. Es sind oft Erfahrungen, die wir vielleicht als Depressionen bezeichnen, und für die trifft zu, was ich im Zusammenhang mit den sinnmachenden Depressionen geschrieben habe. Was wir dabei erfahren, mag in vielerlei Hinsicht an Depressionen erinnern und stellenweise auch die Form von Depressionen annehmen, vor allem, wenn diese Erfahrung uns zu überfordern droht oder wir sie behindern und bei nicht zugelassener Trauer eine Erstarrung unserer Gefühle eintritt. Es hängt davon ab, ob wir die Erfahrung dieser Zeit als Dunkle Nacht erkennen und bereit sind, uns ihr zu stellen. Die Erfahrungen, die wir dabei machen, sind eher vergleichbar mit dem, was wir vom Trauern her kennen, für das ein Kennzeichen ist, dass es uns in Fluss hält, dazu beiträgt, dass wir nicht – wie das in der Depression der Fall ist – erstarren und versteinern. Die Trauer öffnet uns, macht uns weit, formbar. Trauer ist »feucht«, wie ein feuchter Boden, der durchlässig ist. Trauer ist wie Wasser, das uns aufweicht, verhindert, dass wir vertrocknen.

Dunkle Nächte überkommen uns in bestimmten Phasen unseres Lebens, wenn wir Gefahr laufen, es uns einzurichten, festzufahren, uns zu sehr von dem, was uns von außen her bestimmt wie Ansehen, Erfolg, Reichtum, bestimmen zu lassen. Dann müssen wir im wahrsten Sinne des Wortes umkehren, eine andere Richtung als bisher einnehmen, soll unser Leben auf Dauer weiterhin für uns sinnvoll sein. Das gilt in besonderer Weise für die Zeit in der Mitte unseres Lebens, wenn die Sonne unseres Lebens mit dem Abstieg begonnen hat. Der damit verbundene Abschied mag sich für den einen sehr schmerzvoll, für den anderen eher erträglich gestalten. Das hat auch damit zu tun, wie sehr der Einzelne bisher in seinem Leben nicht nur von außen, sondern auch von innen her gelebt hat.

Dunkle Nächte sind Erfahrungen und Phasen in unserem Leben, die zum Ziel haben, uns zu erden, die dazu beitragen wollen, dass wir nicht abheben. Eine Dunkle Nacht kann sich einstellen, wenn wir das Schwere, das Tragische, das Dramatische, das Dunkle in unserem Leben zu schnell durch das Leichte, Beschwingte, Helle verdrängen.

Eine Dunkle Nacht kann über unsere Seele kommen, wenn wir der Sehnsucht unserer Seele nicht gerecht werden, die sich nicht mit dem zufriedengeben will, was alles Glück auf Erden uns auch schenken mag. Solange wir dieses Glück nicht zu relativieren vermögen, vor allem aber, solange wir uns nicht der Dimension des Ewigen, des ganz Anderen öffnen, kommt unsere Seele nicht auf ihre Kosten, wird sie traurig, und wenn wir diese Traurigkeit nicht zulassen und durch sie sensibler werden für das Ewige, erstarrt etwas in uns, laufen wir Gefahr, depressiv zu werden.

Die Dunkle Nacht kann über uns einfallen, wenn unser »Schrei nach Liebe« (Sandor Rado) oder »unsere Gier nach Akzeptanz« (Gaetano Benedetti, in: Hell 1998, 257) unerfüllt bleibt. Dieser Schrei wird nie ganz erhört , diese Gier nie ganz erfüllt werden. Und egal, ob sie überzogen sind und von der Lebensgeschichte der Betroffenen her zu verstehen sind – viele unserer Sehnsüchte werden unerfüllt bleiben, da uns nicht der Himmel auf Erden versprochen worden ist, wir in einer gebrochenen Welt leben. Deswegen sollen und dürfen wir nicht aufhören, Sehnsucht zu haben. Doch wir müssen zugleich damit rechnen, dass viele unserer Sehnsüchte nicht erfüllt werden, um uns unsere Trauer zulassend von überzogenen Sehnsüchten zu verabschieden.

Dunkle Nacht kann sich in uns ausbreiten, wenn wir nicht mehr weiterwissen, an die Grenzen unserer Möglichkeit gelangt sind. Uns unsere vernünftigen Überlegungen nicht weiterhelfen. Wir werden mit unseren Grenzen konfrontiert. Das können Phasen in unserem Leben sein, in denen uns nichts anderes übrig bleibt, als uns unserer Seele, dem Schicksal zu überlassen. »Wer sich einmal dem Schicksal überlassen hat, der ist befreit.« (Hermann Hesse)

Dunkle-Nacht-Erfahrung als Geschenk

Dunkle-Nacht-Erfahrungen brauchen oft Zeit, brauchen ihre Zeit, um wirken zu können. Man muss und sollte ihnen die Zeit lassen, die sie benötigen. Auch dann, wenn es schwerfällt, wenn man glaubt, es kaum mehr aushalten zu können. Es ist wie bei einer schweren Bergtour. An einem Punkt glaubt man: Jetzt bin ich am Ende, meine Kräfte reichen nicht mehr aus. Ich gehe nicht weiter. Um dann doch weiterzugehen. Schritt für Schritt. Und dann – man kann es kaum glauben – mit einer einzigartigen Berglandschaft, dem Gefühl von Angenommensein, belohnt zu werden. Die Mühen haben sich gelohnt.

Am Ende dieses Prozesses hat sich eine Wende vollzogen. Es hat eine Neubewertung von dem, was wirklich lebenswert ist, was das Eigentliche ist, stattgefunden. Es ist zuvor etwas zugrunde gegangen, zerstört worden, was vorher als Grund und Fundament eines sinnvollen und zufriedenstellenden Lebens erschien. Dass ein solcher Vorgang furchtbar, schrecklich, manchmal kaum erträglich ist, ist offensichtlich. Die Traurigkeit, Hoffnungslosigkeit und Verzweiflung, die damit einhergehen können, können einen wahrlich überfordern. Und dennoch: Das Durchstehen dieser Erfahrung erweist sich am Ende als heilvoll. Hier geht es darum, einen wichtigen Prozess unserer Menschwerdung, die ein Leben lang anhält, zuzulassen und auszuhalten.

Die einen meiden die Dunkle-Nacht-Erfahrung wie der Teufel das Weihwasser. Sie möchten diese Erfahrung möglichst schnell hinter sich bringen. Sie lassen dabei nichts unversucht: Medikamente, Psychotherapie, Gebete, Wellness und anderes mehr. Um nicht falsch verstanden zu werden: Alle genannten Möglichkeiten und viele ungenannte können hilfreich sein bei der Überwindung von Depressionen und Dunkle-Nacht-Erfahrungen. Es gibt darunter Erfahrungen, die so schlimm und unerträglich sind, dass es ein Segen ist, über Möglichkeiten zu verfügen, ihnen begegnen zu können, sie lindern und beseitigen zu können. Doch das sollte nicht dazu führen, jetzt von vorneherein und zu schnell die Dunkle Nacht auf die Seite zu schieben, sie auszulöschen. Auch weil sich das am Ende nicht auszahlt.

Andere wieder wollen diese Dunkle-Nacht-Erfahrungen in ihr Leben einbinden. Sie möchten nicht einfach die Dunkle Nacht aus ihrem Leben verjagen, sondern in ihr Leben integrieren. Sie möchten mit der Dunkelheit, dem Schweren leben lernen. Sie wissen aus ihrem Tiefsten heraus, dass das Dunkle ebenso wie das Helle zu ihrem Leben gehört, und sie haben ihren Sinn und ihren Wert erkannt.

Dunkle-Nacht-Erfahrungen werden uns ein Leben lang begleiten, wollen wir bis zum Ende lebendig bleiben. Wollen wir uns immer wieder den Verwandlungen stellen, die notwendig sind, um nicht zu erstarren, innerlich wach und sensibel zu bleiben für uns und unsere Welt. Mit der Dunkelheit und dem Schweren leben zu können ist die beste Prävention für die Entwicklung von Depressionen, bei der wir nicht länger fließen, nicht länger nachsteuern, nicht länger unserem Menschwerdungsprozess organisch seinen Lauf gehen lassen können. Unser Menschwerdungsprozess aber ist ein ständiges Gebären und Sterben, Beginnen und Beenden. Wir können uns dagegen wehren, uns dagegen stemmen, festhalten, wo wir loslassen sollten, und dabei depressiv werden. Oder wir können uns dem Prozess überlassen, zu dem das Dunkle gehört wie das Helle.

Unser Leben mit neuen Augen sehen

Bei vielen Menschen gibt es neben den kleinen und größeren Erfahrungen von Dunkler Nacht eine oder zwei zentrale Dunkle-

Nacht-Erfahrungen in ihrem Leben, die sie als besonders heftig erleben und die mit einem tiefen Einbruch in ihrem Leben einhergehen.

Diese Erfahrung ist ein Geschenk. Sie will deine Liebe zu Gott und zu den Mitmenschen vertiefen. Sie will dich zur Liebhaberin Gottes und der Menschen machen. Diese Erfahrung der Dunklen Nacht löst dich von Bindungen, die dich unfrei gemacht haben, sie sprengt Ketten, die dich in Abhängigkeit von Anerkennung, Sex, Alkohol, ungesunder Spiritualität festgehalten haben. Sie führt dich in eine neue Hoffnung, in neue Erfahrungen und neue Visionen. Dein Leben wird weiter, fließt wieder, wird spannender.

Oft vermögen poetische Worte die Erfahrungen der Dunklen Nacht besser und einfühlsamer zu vermitteln als die genau beschreibende Sprache der Wissenschaft. So zum Beispiel Wendy Wright (in: Hernandez 2006, 125):

Wie dunkel doch das Sehen ist.
Wie bruchstückhaft.
Zum großen Teil besteht es darin,
Den freien Fall zu lernen.
Zu lernen, den ständigen Saltos zu trauen.
Zu lernen, mit spirituellen Schwindelgefühlen zu leben.
Zu lernen, Dunkelheit zu lieben.
Zu lernen, den kleinen Hinweisen zu trauen.
Zu lernen, dass unser Sehen Blindheit ist.

Bei der Dunklen Nacht erreichen wir am Ende eine tiefere Erlebnisschicht, die uns mit ganz anderen Augen unser Leben, unsere Wirklichkeit sehen und erfahren lässt. Erkenntnisse der Tiefenpsychologie (vgl. Johnson 1991, 3ff) können uns dabei helfen, besser zu verstehen, was hier geschieht. Sie unterscheidet zwischen drei verschiedenen Bewusstseinszuständen. Da ist zunächst der einfache Bewusstseinszustand, bei dem wir einfach im Jetzt leben, das unschuldige, unbeschwerte Kind in uns lebt, ohne sich von dem, was außerhalb von uns geschieht, beeindrucken zu lassen. Es lebt wie im Paradies. Der komplexe Bewusstseinszustand macht uns zum gebildeten Menschen, der Dinge differenziert beurteilen kann und zu höchsten wissenschaftlichen Erkenntnissen fähig ist. Den Garten von Eden haben wir hinter uns gelassen. Bei dem erleuchteten Bewusstseinszustand erweitert sich unser Bewusstseinszustand um die Dimension der Offenheit für das Transzendente, für eine höhere Macht, für Gott.

Haben wir einmal den komplexen Bewusstseinszustand erreicht, können wir nicht einfach in den einfachen Bewusstseinszustand zurückgleiten. Der Zugang zum Paradies bleibt uns verschlossen. Wir haben unsere Unschuld verloren. Ein Engel, ausgestattet mit einem feurigen Schwert, verhindert den Rückzug. Es bleibt uns aber der Weg nach vorne, der uns herausführt aus der Enge des komplexen Bewusstseinszustands. Dessen Enge – das lateinische Wort dafür ist »angustae«, was mit »Angst« übersetzt werden kann – ist der Grund vieler Sorgen, die wir uns machen, und der Angst, die wir in unserem Alltag oft erleben.

Den erleuchteten Bewusstseinszustand erreichen wir, wenn wir uns wie beim einfachen Bewusstseinszustand nicht länger von unseren Instinkten leiten lassen und wie für den komplexen Bewusstseinszustand typisch unsere Psyche nicht länger von unserem Ego bestimmen lassen. Unsere psychischen Energien werden dem Willen unseres Selbst, dem höheren Bewusstsein, der Erleuchtung – im Zen-Buddhismus Satori –, Gott unterstellt. So führt unser Weg entsprechend dem biblischen Verständnis vom Paradies über jedes erdenkliche Chaos, über die Erfahrung von existenzieller Angst und Einsamkeit, schließlich in das himmlische Jerusalem.

Durch die Dunkle Nacht der Seele erreichen wir die Stufe des erleuchteten Bewusstseins. Sehr schön drückt dies das folgende Zen-Wort aus:

Als ich jung und frei war, waren die Berge Berge,
der Fluss war der Fluss,
der Himmel war der Himmel.
Dann verlor ich meinen Weg,
und die Berge waren nicht länger Berge,
der Fluss nicht länger der Fluss,
der Himmel nicht länger der Himmel.
Dann erreichte ich Satori,
und die Berge waren wieder die Berge,
der Fluss wieder der Fluss,
der Himmel wieder der Himmel.

Im einfachen Bewusstseinszustand erfahre ich Glück, indem ich beobachte, was passiert: »What happens is happiness«. Im erleuchteten Bewusstseinszustand erlebe ich Glück als ein leises Singen meiner Seele. Glück verbindet hier die innere Welt mit der äußeren Welt. Ein Vorgang, dessen jemand im einfachen Bewusstseinszustand nicht mächtig ist. (Vgl. Johnson 1991, 3ff) Bis jemand so weit ist, das hängt vom Einzelnen ab. Bei dem einen kann es sieben Wochen, bei einem anderen sieben Monate, sieben Jahre oder einundzwanzig Jahre dauern, je nachdem, wann er endlich aufwacht.

Wenn die Dunkle Nacht sich dem Ende nähert, wache ich eines Morgens mit einem ganz besonderen Gefühl von Freude auf. Licht und Hoffnung machen sich breit. Es ist der Beginn des erleuchteten Bewusstseinszustands. Jetzt können wir unsere Energien von dort her beziehen. Das kann auch der Augenblick sein, den der Mystiker Meister Eckehart als Gottesgeburt in uns bezeichnet. Es ist eine Erfahrung, die Pierre Stutz (1996, 35) in seiner Version von Psalm 23 sehr treffend wiedergibt:

Du Gott bist der Grund meiner Hoffnung
Du lebst als tiefes Geheimnis in mir
Kommen auch Tage des Zweifels
Der Ungewissheit
Wo vieles wie eine große Lebenslüge erscheint
So versuche ich vertrauensvoll zu Grunde zu gehen
Weil Du mich durch diese Verunsicherung
Zur Quelle des Lebens führen wirst
Damit in mir auch Schwäche und Ohnmacht leben darf
So wird mir nichts mehr fehlen
und ich finde Geborgenheit in Dir.

Wie recht doch Karl Rahner (1984, 31) hat, wenn er schreibt:

»Wenn die Mystik von der Nacht der Sinne und des Geistes redet, ist das nicht einfach zu identifizieren mit irgendwelchen physiologisch oder soziologisch induzierten Depressionen, unter denen der heutige Mensch leidet. Aber diese Dinge haben etwas miteinander zu tun. Ein letztes Fertigwerden mit diesen heutigen Schwierigkeiten des Menschen ist im Grunde genommen nur in der letzten, liebenden und hoffenden Kapitulation des Menschen in das unbegreifliche Geheimnis hinein, das wir Gott nennen, möglich.«

Dann, so Friedrich Nietzsche in seinem Nachlass, wenn Sehnsucht und Verzweiflung zusammenfallen.

Depression oder Dunkle Nacht?

Auch wenn man nicht immer klar unterscheiden kann zwischen der so genannten normalen Depression und der Dunklen Nacht, gibt es einige Kriterien, die helfen können bei der Unterscheidung, um was es sich jetzt tatsächlich handelt.

Befinden wir uns in einer Dunklen Nacht, ist bei allem seelischen Schmerz eine innere Bereitschaft vorhanden, diese Erfahrung als einen Reifungsprozess anzuerkennen und anzugehen. Die Erwartungen, die wir in die Erfahrung der Dunklen Nacht setzen, sind von einer nachvollziehbaren Hoffnung getragen. Wir haben die Zuversicht, wenn wir uns darauf einlassen, werden wir tiefer mit uns verbunden sein, ohne zu erwarten, dass jetzt alles besser wird. Die Dunkle Nacht kann uns zwar sehr zusetzen, trifft uns aber in der Regel nicht so sehr, dass wir nicht in der Lage sind, in unserem alltäglichen Leben funktionieren zu können. Ein gesunder Humor, dem der bittere und zynische Unterton abgeht, bleibt uns erhalten. Wir sind auch in dieser Situation bereit, uns für andere einzusetzen und in Kontakt mit anderen zu bleiben. Auch sind wir bei allem seelischen Schmerz davon überzeugt, dass diese Erfahrung für uns wichtig ist. Schließlich ist bei uns nicht die negative und ablehnende Einstellung vorhanden, die oft bei depressiven Menschen nachweisbar ist. Für die Erfahrungen der Dunklen Nacht der Seele gilt eher, was über die Trauer gesagt werden kann, auch in Abhebung zur Depression. Aufgrund der Heftigkeit, die mit der Dunkle-Nacht-Erfahrung einhergehen kann – sie wurde schon mit einer Höllenfahrt verglichen –, erfordern sie eine besonders große Aufmerksamkeit und Wachsamkeit, auch was die Begleitung angeht. Hier können ärztliche, psychologische und spirituelle Begleiter gleichermaßen vonnöten sein, wobei der Verzicht auf psychotherapeutische Hilfe genauso falsch oder von Nachteil sein kann wie der Verzicht auf geistliche Begleitung.

Ein weiterer Unterschied zu Depressionen mag darin bestehen, dass die Dunkle Nacht zu unserem Leben gehört. Sie hat als spiritueller Prozess eine wichtige Funktion und sollte irgendwann im Leben eines Menschen auftreten. Das gilt nicht für die Depression. »Sie gehört nicht notwendigerweise zur Entwicklung und zum Wachstum eines Menschen.« (Bäumer/Plattig 2008, 115) Auch wenn die Depression eine spirituelle Dimension hat, zeigt sie sich doch »in sozialen, körperlichen, biographischen und biologischen Zusammenhängen« (ebd. 116). Dagegen ist die Dunkle Nacht vornehmlich mit einem spirituellen Prozess verbunden, der natürlich auf die ganze Person und ihr Leben Auswirkungen hat. Für Daniel Hell (ebd. 130) ist die Dunkle Nacht daher eher ein Heilsweg, während die Depression hingegen mehr pathologische Seiten hat. Aber, so meint er weiter, »es geht immer wieder auch darum, die Spannung von Patho- und Santogenese auszuhalten, also auch im depressiven Geschehen die spirituelle Seite nicht zu übersehen, wenn sie da ist« (ebd. 130).

» ... und wenn du im Feuer gehst, sollst du nicht brennen«

Folgendes Beispiel wird bei Sandra Cronk (vgl. Cronk 1993, 145ff) beschrieben:

Theresa, um die 40, hat gerade eine Gehirnoperation hinter sich. Irritiert und spirituell verunsichert, beschließt sie, ihre Mutter, die in einem anderen Land lebt, zu besuchen, um mit ihr, der sie immer vertraute, über ihre innere Not zu sprechen. Als sie ihre Mutter anrufen will, erfährt sie, dass diese gerade verstorben ist. Ihre eigene Krankheit und der Verlust der Mutter treiben sie in die totale Verzweiflung. Sie sucht eine Pastorin auf, um mit ihr zu reden, da sie nicht mehr weiterweiß. Sie spürt, konfrontiert mit ihrer eigenen Verwundbarkeit und Endlichkeit, dass das, was sie bisher – auch spirituell – getragen hat, sie nicht mehr zu tragen vermag. Sie hat Albträume, in denen ihr Körper jäh wie ein Flammenmeer explodiert. Die Pastorin hört zunächst einfach zu, ist auf diese Weise Theresa nahe, zeigt ihr, dass es in Ordnung ist, über alle diese Angst machenden Erfahrungen zu sprechen, auch über die Angst, verrückt zu werden.

Im Zuhören wird der Pastorin immer klarer, dass Theresa eine spirituelle Krise erlebt. Sobald sie bereit dafür ist, erzählt sie Theresa von den Erfahrungen, die mit einer spirituellen Krise einhergehen können. Sie zeigt ihr auf, was da passiert, und regt sie an, zu schauen, ob sie in dem, was sie gerade durchmacht, eine ähnliche Erfahrung macht. Da Theresa einen christlichen Hintergrund hat, kann sie ihr aufzeigen, dass im Tod und in der Auferstehung Jesu ein Beispiel dafür vorgegeben ist, das die Dynamik dieser Erfahrung der Dunklen Nacht der Seele wiedergibt. Sie zögert auch nicht, Theresa mit dem Hinweis zu trösten, dass Gott ihr diese Erfahrung nicht als Strafe für irgendwelche Vergehen geschickt hat, sondern im Gegenteil ihr Leben dadurch wieder mehr Tiefe, ihre Beziehung zu ihm wieder mehr Innigkeit und Tragfähigkeit erhalten kann.

Theresa ist konfrontiert mit den existenziellen Fragestellungen und Erfahrungen ihres Lebens, wie sie mit einem möglichen Tod umgehen kann, der Angst, alleine zu sein, dem Gefühl, gelähmt zu sein. Es geht darum, etwas zu finden, was ihr mehr bedeutet als das, was das bisherige Leben bescherte. Es geht darum, sich an dieser Stelle in ihrem Leben einer höheren Macht, Gott, zu überlassen, darin ihren Halt und Boden zu finden. Sie muss sterben, um wieder geboren zu werden.

Theresa ist offen für diese Anregungen, spürt aber zugleich auch, dass sie etwas noch daran hindert, sich auf diesen Weg einzulassen. Eines Nachts hat sie das Gefühl, während sie im Bett liegt, dass Schicht für Schicht in ihr durch Flammen ausgetilgt wird. Am Morgen ist sie erschöpft, nicht wissend, wohin all das noch führen wird. Sie steht auf und geht zur Dusche. Als sie unter der Dusche steht und das Wasser auf sie herunterfließt, überkommt sie ein starkes Gefühl von Gottes Gegenwart, der die Flammen auslöscht. Sie fühlt sich gereinigt und befreit von allem, was beseitigt werden muss. In dem Wasser, das die Flammen auslöscht, erfährt sie Gottes Macht, die ihr gestattet, ihre eigene Schwäche, Fragilität und Sterblichkeit anzunehmen.

Im Gespräch mit der Pastorin meint Theresa, dass die Erfahrung mit den Flammen sie an den Tag erinnert, von dem im zweiten Petrusbrief (3,10) die Rede ist. Dort heißt es: »Es wird aber des Herrn Tag kommen wie ein Dieb; dann werden die Himmel zergehen mit großem Krachen; die Elemente aber werden vor Hitze schmelzen, doch die Erde und die Werke, die darauf sind, werden verbrennen.« Zugleich ist sie davon überzeugt, dass das Feuer sie nicht auslöschen wird. Sie wird verwandelt, um so wesentlicher zu werden, in eine neuere, tiefere Beziehung zu Gott zu gelangen. Während sie unter der Dusche stand, waren ihr die Worte aus Jesaja (43,1f) eingefallen: »Fürchte dich nicht, denn ich habe dich erlöst ... und wenn du im Feuer gehst, sollst du nicht brennen, und die Flamme soll dich nicht versengen.«

Behandlung und Begleitung während der Dunklen Nacht

Zum einen kann es darum gehen, dafür Sorge zu tragen, dass die seelischen Erschütterungen der Dunklen Nacht den Einzelnen nicht überfordern. Dass er abgesichert wird durch psychotherapeutische Gespräche und gegebenenfalls auch Medikamente. Das gilt vor allem dann, wenn aufgrund der persönlichen Lebensgeschichte bei der Person, die durch eine Dunkle-Nacht-Erfahrung geht, alte Wunden aufgerissen werden oder lebensnotwendige Stützen zusammenbrechen. Zum anderen soll die Seite nicht zu kurz kommen, die in der Dunklen Nacht einen spirituellen Prozess sieht, der zum Ziel hat, uns in die Tiefe zu führen, um so gewappnet und zunehmend in der Lage zu sein, unser Leben mehr von innen her sehen und beurteilen zu können. Um dadurch auch dann, wenn uns unser Leben nach äußeren Gesichtspunkten als anscheinend weniger, vielleicht sogar weniger wertvoll erscheint oder wir von Schicksalsschlägen gebeutelt werden, unser Leben dennoch meistern zu können.

Bei der Erfahrung der Dunklen Nacht handelt es sich so gesehen um einen Transformationsprozess, der niemandem vorenthalten werden sollte. Ein solcher Prozess kann aber manche auch überfordern. Er kann sie in ihrer seelischen Substanz so sehr erschüttern und destabilisieren, dass in ihrem Fall eine psychotherapeutische beziehungsweise ärztliche Intervention notwendig sein kann. Hier gilt der alte Satz *nemo ultra posse tenetur – niemand ist gehalten mehr zu tun, als er kann.* Das aber heißt, sosehr es wichtig ist, den Prozess der Dunkle-Nacht-Erfahrung nicht zu vereiteln, so sehr kann es auch wichtig sein, einen solchen Prozess nicht einfach »durchziehen« zu wollen. Auch eine Dunkle-Nacht-Erfahrung, so schrecklich und schmerzhaft sie sein kann und in der Regel auch ist, kommt an ihre Grenzen und wird dem, worum es dabei geht, nicht gerecht, wenn sie nicht länger eine Verwandlungsform darstellt. Sie soll uns in die Tiefe führen. Sie soll uns aber nicht in jene Untiefen und Bereiche führen, die uns überschwemmen, die uns nicht länger unsere Verbundenheit mit dem ewigen Leben und seiner Wirklichkeit spüren lassen.

Daher bedarf es auf Seiten des Psychiaters und des Therapeuten des Wissens der Dunklen Nacht, der Bereitschaft, in einer depressiven Episode möglicherweise auch eine Dunkle Nacht zu sehen, um dann entsprechend vorzugehen. Also als Arzt nicht vorschnell medikamentös zu intervenieren oder als Psychotherapeut – zumindest in diesem Fall – nicht zu schnell vom Leid durch Hinweise und Hinführung zu den erfreulichen Seien des Lebens abzulenken. Für den geistlichen Begleiter und Seelsorger ist es wichtig, wenn er glaubt, es handle sich um eine Dunkle Nacht, auch die Möglichkeit einer schweren Depression nicht auszuschließen und spätestens dann auch andere professionelle Helfer und Helferinnen wie Psychiater und Psychotherapeutin bei der Begleitung des Betroffenen mit einzubeziehen.

Auch muss man immer mitbedenken, dass mit der Dunklen Nacht eine Depression einhergehen kann und eine Depression Teil einer Dunkle-Nacht-Erfahrung sein kann. Das heißt, eine Dunkle-Nacht-Erfahrung kann zur gleichen Zeit eine Depression im klinischen Sinne sein. Das wusste schon Johannes vom Kreuz, wenn er darauf hinweist, dass manchmal der Schmerz der Dunklen-Nacht-Erfahrung durch Melancholie verstärkt werden kann.

Man sollte als Begleiter daher immer gut hinschauen, ob in dem, was man zunächst als Dunkle-Nacht-Erfahrung einstuft, nicht bei näherem Hinsehen wesentliche Symptome erkennbar sind, die für eine Depression typisch sind. Dazu zählen beispielsweise Konzentrationsschwierigkeiten, anhaltende Traurigkeit, Hoffnungslosigkeit, Angst, Pessimismus, Schuldgefühle und Minderwertigkeitsgefühle, Schlaflosigkeit, Antriebsschwäche, Appetitlosigkeit, Gewichtsabnahme oder -zunahme. »Vom Erscheinungsbild her erfüllt,« so Daniel Hell (in: Bäumer/Plattig, 2008, 12), »die Dunkle Nacht die WHO-Kriterien einer depressiven Episode.«

Die erwähnten Unterscheidungsmerkmale, die helfen können, eine Dunkle-Nacht-Erfahrung von einer Depression auseinanderzuhalten, gelten nach Ansicht von Gerald May (2003, 155f) nur bedingt. Lassen sich Symptome feststellen, die für eine Depression typisch sind, muss die Person entsprechend medizinisch beziehungsweise psychotherapeutisch behandelt werden, unabhängig davon, ob sie sich gleichzeitig in einer Dunklen Nacht befindet. Alles andere wäre unverantwortlich. Auch darf man davon ausgehen, dass Medikamente und Psychotherapie die durch die Dunkle-Nacht-Erfahrung intendierte Verwandlung nicht vereiteln, sofern diese Seite damit nicht außer Acht gelassen wird. Der sich auf einer tieferen Ebene vollziehende spirituelle Prozess wird dadurch nicht notwendigerweise beeinträchtigt, mitunter sogar gefördert.

Die Autorin Judith Hooper (in: May 2003) bringt es auf den Punkt, nachdem sie einige Psychiater und buddhistische Praktiker über ihre Erfahrungen mit Depressionen befragt hatte: »Vor der Erleuchtung nimm Prozac und sprich mit einem Doktor. Nach der Erleuchtung nimm Prozac und sprich mit deinem Doktor.« Depression und Dunkle-Nacht-Erfahrung eignen sich nicht dafür, Medizin, Psychotherapie und spirituelle Erfahrungen gegeneinander auszuspielen. Sie müssen Hand in Hand miteinander gehen zum Segen der Betroffenen.

IV. Wege aus der Depression

»Depression – Krebs der Seele?«, fragt Oliver Hoisch (2008, 3). Depression gehört heute selbstverständlich zu unserem Alltag, trifft Menschen so häufig wie Krebs – beides gilt inzwischen als Volkskrankheit. Von daher mag die Frage berechtigt sein, ob die Depression der Krebs der Seele sei. Doch im Unterschied zum Krebs, sosehr man auch heute Menschen mit dieser Erkrankung medizinisch helfen kann, kann Menschen, die an Depression leiden, besser geholfen werden. Zudem ist sie in den meisten Fällen auch nicht todbringend.

Auch wenn man zunächst vielleicht dazu neigen mag, Depression als Krebs der Seele zu sehen, insofern damit eine Schädigung unserer Seele durch ihre Vernachlässigung, gar Zerstörung durch unsere Technisierung, durch unseren Materialismus und Stress gemeint ist – der Vergleich hinkt. Denn eine Vernachlässigung unserer Seele und ihrer Bedürfnisse kann zur Depression führen. Man könnte so gesehen auch seelische Krebsgeschwüre entwickeln. Doch die Seele selbst ist Gott sei Dank unantastbar. Sie kann nicht von Krebs befallen werden.

Zu versuchen, den Sinn einer Depression zu erspüren, kann schon ein erster Schritt auf dem Weg aus der Depression sein. Es kann mir helfen, manche Depression besser zu ertragen, auszuhalten, mit ihr zu leben. In dieser Haltung kann es auch immer wieder zu einer Aussöhnung mit unserer Depression kommen. Es kann mir weiterhin helfen, mir zu verdeutlichen, dass ich mich in einer Übergangsphase befinde, die eine Weile braucht, und dass es vielleicht ganz gut ist, diese unangenehmen Gefühle auszuhalten. In der Hoffnung, ja in der Gewissheit, dass das wichtig ist, dass das vergehen wird, dass es auch wieder eine andere Zeit geben wird, in der ich mich zufrieden fühle, in der ich wieder Freude in mir spüre. Ja, dass es mitunter sogar wichtig ist, diese schwierige Zeit auszuhalten, damit ich wieder Freude und Zufriedenheit erfahren darf.

Manches von dem wird mir durch die eigene Reflexion deutlich werden. Von großer Bedeutung kann in dieser Zeit, wenn ich eine Depression erfahre, auch sein, dass es da jemanden gibt, mit dem ich reden kann. Die Eigenreflexion, das Gespräch mit anderen, die Begleitung durch professionelle Helfer und Helferinnen, darunter Ärzte, Psychotherapeutinnen und geistliche Begleiter, können zur Bewältigung meiner Depression helfen. Eine andere, sehr wirkungsvolle Weise, mit meiner Depression umgehen zu können, neben der Hilfe von außen, ist die Hilfe, die von meinem Inneren, andere würden sagen, von meiner Seele mir angeboten wird.

Psychotherapeutische und medizinische Wege

Biologische Therapie und Psychotherapie

Bei den schweren Depressionen, etwa der psychotisch-depressiven oder der manisch-depressiven Störung, ist eine psychiatrische beziehungsweise psychotherapeutische Behandlung unbedingt notwendig. Hier ist oft ein Zusammenspiel von Medikamenten, in der Regel Antidepressiva, und psychotherapeutischer Begleitung die angemessene Form der Behandlung. Die heute zur Verfügung stehenden Antidepressiva, die im Unterschied zu früheren Medikamenten weniger Nebenwirkungen haben, sind in der Lage, auf das Antriebszentrum, das Stimmungszentrum und das Angstzentrum in unserem Gehirn entsprechend regulierend einwirken zu können.

Andrew Solomon, Verfasser des Buches *Saturns Schatten* (2001), der selbst an einer schweren Depression litt, empfiehlt, eine Depression im möglichst frühen Stadium medizinisch zu behandeln und gleichzeitig eine psychotherapeutische Behandlung zu beginnen, um das eigene Leidensmuster zu verstehen. »Man kann sein Leben nicht einfach in die Hände der Chemie legen, so wie ein Fahrgast, der sich im Taxi durch die Stadt führen lässt. Es ist wichtig, selbst Verantwortung zu übernehmen.« (2003, 59f) »Auf der anderen Seite darf«, so Daniel Hell (vgl. in: Bäumler/Plattig 2008, 13), »auch bei einer ausschließlichen Psychotherapie nicht vergessen werden, dass depressive Menschen an einer biologisch verankerten Aktionshemmung leiden, die den depressiven Menschen vorübergehend sowohl in seiner Bewegung wie in seinem Fühlen, Denken und Handeln behindert. Deshalb sind psychotherapeutische Zugänge, aber auch seelsorgerische Begleitungen immer im Wissen um die begleitenden körperlichen Vorgänge zu gestalten.«

Die von einer schweren Depression Betroffenen sind stark antriebsgehemmt. Sie leiden unter starker Gewichtsabnahme, depressivem Stupor, Zwangsgedanken und wahnhaften Selbstvorwürfen. Sie bedürfen oft der klaren und direkten Entscheidungshilfe durch andere. Sie brauchen verlässliche Zuwendung, auch wenn dafür wenig Resonanz von ihnen erkenntlich ist. Bei Depressionen mit mittelschweren depressiven Episoden kann oft eine Psychotherapie die angemessene Form der Begleitung darstellen. Diese kann auch zum Ziel haben, mit der Zeit strukturierte Beschäftigungsprogramme mit den Betroffenen zu entwickeln, wie den Tisch zu decken oder die Blumen zu versorgen.

Es geht dabei auch darum, den depressiven Menschen mit seinem Potenzial in Berührung zu bringen, die Seite in ihm zu stärken, die daran glaubt, dass er sein Leben mehr und mehr selbst in die Hand nehmen kann. Denn depressive Menschen haben oft den Glauben daran verloren, dass sie über die Macht verfügen, in ihrem eigenen Interesse handeln und ihre eigene Erfahrungswelt beeinflussen zu können. Sie meinen, für das, was ihnen in der Welt geschieht – es geschieht ihnen (!) –, nicht verantwortlich zu sein. Sie machen dafür eine außerhalb von ihnen liegende Kraft verantwortlich. Sie sehen sich nicht in der Lage, die existenzielle Angst auszuhalten, die sie erfahren würden, würden sie sich vornehmlich auf sich selbst verlassen. Doch der Preis, den sie dafür zahlen müssen, wenn sie nicht die Verantwortung für ihr Leben übernehmen, sind Fatalismus und Depression, da sie sich hilflos dem Leben ausgesetzt erleben.

Da die Person, die an einer Depression leidet, oft weit davon entfernt ist, ihre Not einfach »herauszuspucken«, im Gegenteil oft wie erstarrt wirkt, ist es wichtig, dass der Therapeut sie immer wieder durch Fragen herausfordert, um auf diese Weise ihre Zunge zu lösen. Auch wird es für den Not leidenden Menschen wichtig sein, in der Begegnung mit den Therapeuten die Erfahrung zu machen, verstanden und immer wieder auch ermutigt zu werden. So ist es durchaus richtig, depressiven Menschen Mut und Hoffnung zu machen, dass ihre depressiven Gefühle abheilen werden. Das soll einhergehen mit einem geduldigen und einfühlsamen Eingehen auf ihre Gefühlswelt, darunter auch oft unterdrückte Gefühle von Angst, Ärger und Trauer. Für den depressiven Menschen, der sich selbst gegenüber oft eine sehr negative Einstellung hat, ist es weiter wichtig, eine Atmosphäre zu erleben, die

Geborgenheit vermittelt. Freilich, so Jürg Wunderli (vgl. 1990, 114ff), hat die einfühlende Haltung auch ihre Grenzen, da sonst die Gefahr besteht, dass der Therapeut von dem depressiv leidenden Menschen ganz in Beschlag genommen wird. So muss der Therapeut sich davor schützen, dass er sich mit der Zeit nicht so sehr auf den Ratsuchenden einlässt, dass er selbst plötzlich dessen Leere in sich spürt und die Wertlosigkeit, unter der der Ratsuchende leidet, bei ihm Einkehr hält.

In der Begegnung mit dem Therapeuten soll der Depressive auch immer wieder Stütze und Halt erfahren. Der immer noch selbst bei Ärzten häufige Appell: »Reiß dich zusammen! Wo ein Wille ist, ist auch ein Weg«, ist, so Jürg Wunderli, ein schwerer Fehler, denn gerade depressive Patienten sind in ihren Willensbemühungen und in ihrem Antrieb gehemmt. Durch einen solchen Appell wird höchstens die Verzweiflung des Ratsuchenden über das eigene Versagen verstärkt, und er wird noch mehr unter Schuldgefühlen leiden. Während es sonst angezeigt ist, sich in der Therapie mit Ratschlägen zurückzuhalten, können im Falle des depressiven Menschen Ratschläge angebracht sein, um ihn zu stützen. Allerdings sollten falsche Trostworte, die nur so dahin gesprochen werden oder übertriebene Mitleidsbekundungen vermieden werden. Letztere könnten das oft verfügbare Potenzial an Eigenstand und Selbstheilungskräften unterminieren. Die Selbsterhaltungskräfte sollen aber durch die Therapie unterstützt werden. Sosehr depressive Gefühle zum Leben gehören, so müssen und brauchen wir nicht zu Sklaven dieser Gefühle zu werden.

Kognitive Therapie – Innere Zwiegespräche verändern

Die Worte, mit denen eine depressive Person in ihren inneren Zwiegesprächen auf ihre Situation reagiert, was sie sich selbst

»ein-redet«, können, so Roy Fairchild (1991, 99f), beeinflussen, »ob sie in einer depressiven Stimmung versinkt oder aber fähig dazu ist, ihre Energie in neue Richtungen und auf neue Ziele und Beziehungen zu lenken, trotz erlittener Rückschläge. Die Interpretation der Ereignisse – das, was er zu sich selbst sagt über die erlebten Vorkommnisse – bestimmt die Antwort des Menschen darauf«. Folgendes Beispiel führt Fairchild (1991, 99f) an:

»George Hoffmann war enttäuscht, dass sein Sohn das Medizinstudium abgebrochen hatte. Er klagt sich selbst an, kein guter Vater gewesen zu sein und die Überzeugungen seines Sohnes nicht genügend geprägt zu haben. Mit der ›Technik der doppelten Spalte‹ kann Herr Hoffmann alle negativen Gedanken in einer Spalte aufschreiben und eine mögliche andere Erklärung, die einen nicht so hinunterzieht, in der Spalte gegenüber.

Herr Hoffmann mag zunächst auf folgende Weise negativ reagieren, indem er zu sich sagt: ›Mein Sohn hat sein Medizinstudium abgebrochen, und das zeigt, dass ich ein schlechter Vater bin.‹ Um dann nach einer anderen Erklärung zu suchen, die ihn nicht so sehr in ein negatives Licht rückt. Zum Beispiel: ›Ich habe versucht, meinen Sohn zur Selbstständigkeit zu erziehen. Vielleicht war ich dabei erfolgreich, aber ganz verstehe ich ihn immer noch nicht.‹

Im Laufe dieser Selbsterforschung mag sich das Selbstbewusstsein von Herrn Hoffmann erhöhen.«

Aaron Beck, auf den diese Methode zurückgeht, unterscheidet drei wichtige Gedankenmuster bei depressiven Menschen. Das erste Muster besteht in der Tendenz, Ereignisse negativ zu interpretieren. Das zweite Muster ist, sich selbst negativ zu beurteilen, etwa: »Ich mache immer einen miesen Job«. Im Vergleich zu anderen erachtet man sich beispielsweise als weniger attraktiv, weniger intellektuell, weniger erfolgreich. Das dritte Muster besteht in der Tendenz, die Zukunft schwarz zu sehen. So geht man davon aus, nie über die augenblickliche, unangenehm erlebte Situation hinauszukommen. Man geht davon aus, dass alles, was man unternimmt, negativ ausgehen wird. In solchen Fällen verursacht die negative Einstellung die depressive Stimmung. und es ist nicht die depressive Stimmung, die der eigentliche Verursacher von Passivität ist. Sobald ich meine innere Unterhaltung, meinen inneren Dialog ändere, mag sich, so Roy Fairchild (1991), auch meine Stimmung ändern.

Diese Gedankenmuster können in der Therapie angesprochen werden, mit dem Ziel, entsprechende Veränderungen vorzunehmen. Daniel Hell spricht hier von einer Sokratischen Auseinandersetzung mit depressivem Denken, die sich vor allem bei leichteren Depressionszuständen anbietet. Wichtig ist dabei, die Meinung des depressiven Menschen nicht abzuwerten. Ziel ist es weiterhin, nicht-depressives Verhalten zu bestärken. Wenn depressive Ansichten hinterfragt und Anregungen gegeben werden, wie in kleinen Schritten Alltagsbeschäftigungen angegangen werden können, wird der Abbau negativen Denkens und Handelns unterstützt. (Vgl. Hell 1998, 214)

Die so genannte »Achtsamkeitsbasierte kognitive Therapie für Depressionen« versucht, mithilfe von Meditation und kognitiven Techniken depressionsgefährdete Menschen zu mehr Aufmerksamkeit im Umgang mit Gefühlen und Gedanken zu bewegen. (Vgl. Hell, in: Bäumer/Plattig, 2008, 19f) Dadurch soll bereits im Vorfeld die Entwicklung einer Depression verhindert werden. Mithilfe von Selbstbeobachtung, zum Beispiel durch das Tagebuch, von Deidentifikationsübungen, die dazu beitragen können, sich nicht mit Gedanken und Affekten zu identifizieren, sowie von Achtsamkeitsübungen gegenüber dem eigenen Leib soll versucht werden, frühzeitig deprimierenden Gedanken zu begegnen.

Kontaktaufnahme mit unserem inneren Zentrum

Manchmal kann es uns helfen, uns bewusst zu machen, dass wir, wenn wir Dunkelheiten erleben, nicht diese Dunkelheit *sind*. Ich empfehle dann einfach, innezuhalten, zu schauen, was ist, mich so zu beobachten, wie ich einen anderen Menschen beobachte, der eine Depression hat. Ich tue dann nicht so, als hätte ich keine Depression. Ich nehme sie sehr wohl wahr, schaue ihr ins Gesicht. Durch die Rolle des Beobachters trete ich aber in Distanz zu mir und meiner Depression, mache ich einen Unterschied zwischen mir und der Depression. Ich kann dadurch mitunter verhindern, von der Depression absorbiert zu werden. Ich stelle einen Bezug zur größeren Welt her, mache mir bewusst, dass es noch mehr gibt als meine Depression und Dunkelheit.

Voraussetzung dafür ist, dass ich mit meinem Zentrum in Berührung und innerlich wach bin. Mein Innerstes, mein Zentrum aber ist mehr als meine Depression. Es ist letztlich auch unerreichbar für meine Depression. Es ist von einer Substanz, in die meine Depression nicht eindringen kann. Mein Zentrum ist beständig, unantastbar, unveränderbar. Es ist der geheime Platz in mir (vgl. Vanier 2001, 51), zu dem niemand und nichts Zutritt hat. Dieser innere Bereich ist hell und hell geblieben, auch wenn sonst Dunkelheit über mich gezogen ist. Dort ist auch meine Hoffnung am Leben geblieben.

Jean Vanier empfiehlt, diese innere, helle Seite auch äußerlich sichtbar zu machen, indem wir helle Kleider tragen. Ganz im Sinne des Predigers, der uns auffordert: »Trag jederzeit frische Kleider, und nie fehle duftendes Öl auf deinem Haupte.« (Kohelet 7,8) Wenn ich von meinem Zentrum aus auf meine Depression schaue, bin ich wie der Himmel, der die Depression wie bedrohlich wirkende Gewitterwolken vor sich vorüberziehen sieht. Ich weiß sehr wohl, dass das nicht einfach ist, vor allem wenn die

Depression mich fest im Griff hat. Ich will aber deutlich machen, was *ich* tun kann, zumindest immer wieder versuchen kann: Den Kontakt zu meinem Zentrum herstellen; mit meinem inneren Zentrum in Berührung kommen. Es geht darum, meine Kräfte, meine Strebungen auf mein Innerstes hin auszurichten, in mir einen Gegenpol zur Depression aufzubauen. In einer gewissen Weise heißt das auch, mich aus der Depression herauszuziehen und, statt ihrem Sog ausgeliefert zu sein, mich *dem* Sog zu überlassen, der von meinem Zentrum ausgeht.

Folgende Deidentifikationsübung, die auf Roberto Assagioli, den Begründer der Psychosynthesis zurückgehen, hat sich dabei besonders bewährt:

Entspanne dich, schließe die Augen und sage zu dir:

» Ich habe einen Körper, aber ich bin mehr als mein Körper. Mein Körper mag sich gesund oder krank anfühlen, er mag ausgeruht oder müde sein, er ist ein Teil von mir. Aber was mich, mein Selbst ausmacht, ist mehr als mein Körper. Mein Körper ist mein wertvolles Instrument der Erfahrung und des Handelns in der äußeren Welt. Ich behandle ihn gut. Ich bemühe mich, ihn in guter Gesundheit zu erhalten. Aber das, was mich letztlich ausmacht, worin mein Selbst zum Ausdruck kommt, ist mehr als mein Körper. Ich habe einen Körper, aber ich bin mehr als mein Körper.

» Ich habe Gefühle, aber ich bin mehr als meine Gefühle. Meine Gefühle sind ganz unterschiedlicher Art. Sie ändern sich ständig. Es sind ganz gegensätzliche Gefühle. Bei all dem weiß ich aber, dass ich immer ich bleibe, mein Selbst: in Zeiten der Hoffnung und in Zeiten der Verzweiflung, bei Freude oder bei Schmerz, im Zustand der Verwirrung oder im Zustand von Ruhe und Gelassenheit. Ich vermag meine Gefühle zu spüren, in ihnen zu sein, zugleich aber kann ich sie auch beobachten, verstehen und einsetzen, mit ihnen umgehen. Ich vermag sie zu lenken und zu nutzen. Das sagt mir: Was mich ausmacht, was mein Selbst ist, ist mehr als meine Gefühle. Ich habe Gefühle, aber ich bin mehr als meine Gefühle.

» Ich habe Wünsche und Sehnsüchte, aber ich bin mehr als meine Wünsche und Sehnsüchte. Meine Wünsche und Sehnsüchte kommen aus mir und kommen aus meiner Umwelt. Sie sind veränderbar und gegensätzlich. Sie sind gekennzeichnet von Anziehung und Zurückweisung. Ich habe Wünsche und Sehnsüchte, aber ich bin mehr als meine Wünsche und Sehnsüchte.

» Ich habe einen Verstand, aber ich bin mehr als mein Verstand. Mein Verstand ist mehr oder weniger gut entwickelt und aktiv. Er ist ein Organ von Wissen in Bezug auf meine äußere und innere Welt. Aber er ist nicht mein Selbst. Ich habe einen Verstand, aber ich bin mehr als mein Verstand.

» Das, was ich im Tiefsten bin, was mich ausmacht, ist mehr als mein Körper, ist mehr als meine Gefühle, ist mehr als meine Wünsche und Sehnsüchte, ist mehr als meine Gedanken. Es ist mein Selbst, jener Bereich in mir, der mich trägt, der unveränderlich ist, der mich zutiefst ausmacht. Mit diesem Bereich in mir versuche ich, in Berührung zu kommen, ihn will ich spüren, ihn will ich in mir wirken lassen. Es ist jener Bereich in mir, der mein Fundament ausmacht, in dem ich am stärksten zum Ausdruck komme.

Soziotherapeutische Ansätze

Selbsthilfegruppen
Die kontinuierliche Begegnung in einer Gruppe, die sich vielleicht über einen Zeitraum von einem halben bis einem Jahr er-

streckt, kann sich ebenso als sehr hilfreich für die Begleitung depressiver Menschen erweisen. Es kann sich dabei um eine Gruppe von acht bis zwölf Männern und Frauen handeln, die sich für zwei Stunden alle zwei bis drei Wochen treffen und dabei nicht über Depression an sich diskutieren, sondern in einer Atmosphäre, die geprägt ist von Offenheit, von Annahme und Echtheit, sich gegenseitig mitteilen, was sie ganz persönlich in ihrer Depression bewegt, und sich auf diese Weise gegenseitig stützen. (Vgl. Müller 1990) Über ihre Erfahrungen in einer Selbsthilfegruppe, die sie nach einer langen Zeit, in der sie Depressionen plagten, organisierte, schreibt Santuzza Lischi-Coradeschi (1992, 271): »Wir sprechen von uns, erzählen von Anfang an von uns und unserer Geschichte, wir lassen zurückliegende Ereignisse unserer Geschichte hinter uns, und dann taucht am Horizont bei der Durchsicht des Vergangenen unsere zweite Geburt auf; wir erleben sie, während wir all das erzählten, was wir waren, all den Schmerz, den wir erleiden mussten.«

Angehörigenarbeit
Selbsthilfegruppen eigenen sich auch für Angehörige depressiver Menschen. Dort können sie sich offen über ihre Nöte und Probleme aussprechen und sich gegenseitig unterstützen und über hilfreiche Möglichkeiten für sich selbst und ihre depressiven Angehörigen austauschen. Nach Rosen und Amador (1998, 16ff) erkennen viele Menschen nicht, in welchem Ausmaß Depressionen Beziehungen beeinträchtigen. Weiter meinen sie:

»Wenn ihr Partner depressiv ist, ist die Wahrscheinlichkeit, dass ihre Ehe mit einer Scheidung endet, neunmal größer als wenn sie mit einer nicht depressiven Person verheiratet sind ... Die enge Beziehung zu depressiven Menschen ist durch höheren Stress belastet und konfliktgeladener als die Beziehungen zu nicht depressiven Menschen, und es gibt sehr viel häufiger Auseinandersetzungen und Missverständnisse ... Jeder Schritt des einen beeinflusst unweigerlich die Bewegung des anderen. Wenn sie und die depressive Person, die ihnen nahesteht, in ihrer Beziehung Schwierigkeiten haben, sind sie vermutlich schon in diesem depressiven Tanzschritt.«

Ähnlich wie jemand auf einer Schaukel durch ungeschickte, zeitlich falsch platzierte Stöße seines Spielpartners trotz beginnender Bewegung keine Fahrt erhält, kann, so Daniel Hell (1998, 239), gut gemeinte Hilfe im Ernstfall der Depression eher zur Hemmung als zur Aktivierung des Depressiven beitragen, wenn der Zeitpunkt unglücklich gewählt ist. »Oder es kann der Fall eintreten, dass der Patient aus behütender Sorge heraus in der Familie so ›in Watte‹ gepackt wird, dass keine Bewegung, gleichsam kein Abstoßen möglich ist.«

Hell (1998, 267ff) schlägt daher folgende Verhaltensweisen für Partner von depressiven Menschen vor:

» Die negativen Empfindungen des Depressiven (zum Beispiel Klagen über Unlust, körperliche Beschwerden, Schlaflosigkeit) nicht bagatellisieren, wegdeuten oder ausreden. Kein platter Trost oder triviale Aufmunterungen. Keine weiteren Aufheiterungsmanöver, wenn erste Versuche nicht fruchten.
» Die momentane Hoffnungslosigkeit des Depressiven als ein Zeichen des depressiven Zustandes nehmen, realistisch Hoffnung auf ein Ende der Depression geben.
» Nicht an den Willen appellieren. Nicht sagen, der Depressive solle sich zusammennehmen; er könne schon, wenn er nur wolle. Ihn hingegen spüren lassen, dass er kein Versager ist, dass er nicht einfach an seiner gegenwärtigen Befindlichkeit Schuld hat.

» Nicht an Tugenden wie Glaube oder Verantwortung appellieren.

» Dem schwer Depressiven Entscheidungen abnehmen, wenn sie ihm qualvoll sind. Ruhige, bestimmte, sichere Führung. Gegebenenfalls selbst Arztbesuch organisieren und ihn dorthin begleiten.

» Keinesfalls lebenswichtige Entscheidungen während der depressiven Episode treffen lassen, wie zum Beispiel Berufswechsel, Scheidung, Kinder bekommen etc.

» Nur relative Entlastung im Beziehungs- und Berufsbereich (außer bei schweren Depressionen). Keine einschneidende Veränderung der bisherigen Lebensgewohnheiten. Bei deutlich ausgeprägter Depression nicht in die Ferien gehen.

» Einfühlendes Verständnis zeigen, wenn der Depressive Schwierigkeiten hat, etwas zu tun; ihn jedoch darin unterstützen, dass er eigene und realistisch angesetzte Aufgaben durchführt. Den Depressiven auf alles, was ihm gelungen ist, aufmerksam machen – ohne triumphierenden Ton.

» Auf eine regelmäßige, rhythmische Gliederung des Tagesablaufs achten (aufstehen, arbeiten, essen, zu Bett gehen), die auch an Fest- und Feiertagen beibehalten werden sollte.

» Den Depressiven unterstützen, dass er am Morgen nicht regelmäßig im Bett liegen bleibt, sich am Abend nicht zu früh ins Bett zurückzieht und sich während des Tages nicht völlig isoliert.

» Verständnis dafür zeigen, dass sexuelle Gefühle während der Depression schwinden oder verloren gehen.

» Selbstständige Körperpflege unterstützen.

» Sich im Umgang mit Depressiven nicht entmutigen lassen, zum Beispiel wenn man spürt, dass der Depressive auf alles nur negativ reagiert und alles abwertet. Beziehung nicht verdünnen oder gar abbrechen, wenn die verbale Verständigung stockt.

» Vorgespielte Fröhlichkeit, Umtriebigkeit, »dralle« Aktivität im Zusammensein mit dem Depressiven meiden.

» Äußerungen vermeiden, die den Depressiven lächerlich machen könnten, bei ihm Schuldgefühle wecken oder ihn bloßstellen. Keine Vorwürfe oder Vorhaltungen. Daran denken, dass er sehr empfindlich und verletzbar ist und leicht heraushört, er sei nichtswürdig und unwert.

» Vorsicht mit Ironie, Sarkasmus und sogenannten harmlosen Scherzen. Der Sinn für Humor geht in der Depression oft verloren.

» Nicht auf das Grübeln über vergangene Ereignisse eingehen. Während einer schweren depressiven Phase nicht nach Anlässen und Gründen für die Verstimmung forschen. Möglichst in der Gegenwart, beim aktuellen Empfinden bleiben.

» Wenn der Depressive weinen kann (was viele Depressive nicht können), fördern, dass er sich ausweint. Die Tendenz, dass er immer Selbstbeherrschung von sich verlangt, nicht unterstützen.

» Bei nicht zu schweren Depressionen eventuell die Atmung anregen (Atemtherapie, Schwimmen, Leibtherapie). Eventuell spezifische Massage, zum Beispiel Nacken, Bauch.

» Kreativen Selbstausdruck (Malen, Musik, Tanz) erst dann und nur dann fördern, wenn der Depressive selbst danach verlangt hat.

Unterstützung und Liebe

Das geduldige Aushalten bei und mit depressiven Menschen stellt eine ganz wichtige Hilfe für die Betroffenen dar. Als der Theologe und Schriftsteller Walter Jens an einer schweren Depression litt, war es für ihn wichtig, wie er berichtet, immer wieder mit seiner Frau zu reden. Es ist ein Segen für den depressiven Menschen, wenn es da jemanden gibt, mit dem er einfach reden kann. Walter

Jens hatte in seiner Frau offensichtlich einen solchen Menschen gefunden. Und es ist natürlich ein besonderes Geschenk, wenn es da einen Menschen gibt, der jederzeit verfügbar ist. Das ist ein Privileg, auf das vermutlich nur wenige zurückgreifen können.

Für Depressive ist es besonders wichtig, zu spüren, dass sie angenommen und geliebt sind. Jean Vanier (2001, 19) schreibt:

»Jemanden zu lieben heißt, ihm seine Schönheit, seinen Wert und seine Bedeutung zu zeigen; es heißt, sie zu verstehen, ihre Hilferufe und ihre Körpersprache, in ihrer Anwesenheit sich zu freuen, Zeit mit ihnen zu verbringen und mit ihnen zu reden. Zu lieben heißt, eine Herz-zu-Herz Beziehung mit einem anderen zu leben, jemandem zu geben und von jemandem zu empfangen.«

Ein Netzwerk von Menschen, die einen unterstützen und liebend begleiten, ist genau das, was depressive Menschen brauchen. »Liebe heilt die Depression nicht«, meint Andrew Solomon (2003), »aber sie ist extrem hilfreich bei der Genesung. Viele Leute meinen, Depressive wollten allein sein. Das stimmt nicht. Sie ertragen es bloß nicht, auf Fragen antworten zu müssen. Sie ertragen vielleicht keine andere Person im selben Raum. Aber sie sind froh, jemanden im Zimmer daneben zu wissen. Liebe ist das Wichtigste.«

Die Zuwendung zu depressiven Menschen, vor allem auch wenn es sich dabei um Familienangehörige handelt, sollte zugleich gepaart sein mit einem angemessenen Schutz, der gewährleistet, zum einen für den depressiven Angehörigen da zu sein, zugleich aber auch die eigenen emotionalen Grenzen zu würdigen.

Manfred Wolfersdorf (2002, 126) empfiehlt folgende »Regeln für den Umgang mit depressiven Familienmitgliedern (Empfehlungen nach Erfahrungen Angehöriger)«:

Wie nicht?

» Nicht therapeutisch
» Nicht überfürsorglich einengen
» Nicht misstrauisch oder ängstlich überwachen
» Nicht schulterklopfend abwerten
» Nicht aggressiv ablehnen
» Nicht ums Rechthaben streiten
» Sich nicht selbst überfordern und überschätzen
» Sich nicht von depressiven Denkweisen und Stimmungen des kranken Angehörigen anstecken oder herabziehen lassen
» Kein überoptimistisches Theater vorspielen, aber auch nicht in Hoffnungslosigkeit verfallen

Ergänzende Therapieformen

Das Schreiben über die Erfahrungen, die mit einer Depression einhergehen, kann für manche eine große Hilfe sein. Es kann die gleiche Wirkung haben wie ein Gespräch mit einem Freund oder professionellem Helfer. Malen, der Dialog mit den inneren Monstern können weitere Formen sein, der Depression zu begegnen.

Musik kann in Phasen von Dunkelheit und Depression zur Linderung beitragen. Eric-Emmanuel Schmitt (2005, 50) schreibt in einem fiktiven Brief an Mozart: »Wieder hier, musste ich Dein Klarinettenkonzert nochmals hören, um noch besser zu verstehen. Sich in die unvermeidliche Traurigkeit schicken. Die Tragik des Daseins billigen. Sich dem Leben nicht durch Leugnen verschließen. Aufhören, es sich anders zu erträumen, als es ist. Die Wirklichkeit annehmen, wie immer sie auch sei.« Musik kann uns trösten. Im Alten Testament wird berichtet, dass David für den depressiven Saul Harfe spielte.

Traumarbeit kann helfen bei dem Versuch, den Sinn unserer Depression und Dunklen Nacht zu erkennen. Die trüben, noch unbeleuchteten Seiten werden durch den Traum in unser Bewusstsein gehoben. Sie erden unsere manchmal allzu romantischen Vorstellungen und Erwartungen. Weiter würdigen sie eine Seite in uns, beleben und beseelen sie, die bisher ein unbeachtetes, vernachlässigtes Dasein führte. Wir werden durch den Traum aufgefordert, näher hinzuschauen, was in uns trübe und dunkel ist, was wir bearbeiten und tun müssen, damit es klar und hell in uns wird. Im Alten Testament wird Nebukadnezzar im Traum vor Illusionen und Grandiosität gewarnt, denen aufzusitzen er Gefahr läuft. (Dan 4,33)

Berührung, menschliche Anteilnahme, einfach sorgend da sein, kann von immenser Bedeutung und Hilfe für depressive Menschen sein. Als Elija (vgl. 1 Kön 19,4-8) sich erschöpft unter einen Ginsterstrauch hinsetzte und sich den Tod wünscht, rührte ihn ein Engel an und sprach:« Steh auf und iss ... Da stand er auf, aß und trank und wanderte, durch diese Speise genährt, vierzig Tage und vierzig Nächte.« Menschliche Nähe, Berührung, Massagen, Bewegung wie Schwimmen und Wandern können sehr wirkungsvolle, eine Begleitung und Therapie flankierende Formen der Unterstützung im heilenden Prozess darstellen. Ebenso Autogenes Training, Muskelentspannung nach Jakobsen, Lichttherapie und Biofeedback.

Spirituelle und seelsorgliche Begleitung

Stütze und Hilfe erfahren

Nach meinen Erfahrungen besteht gerade in Zeiten der Dunkelheit und Depression ein großes Bedürfnis, einen Seelenfreund zu haben, dem ich mich anvertrauen kann, der mich durch diese Zeit begleitet, ein Stück des Weges mit mir geht. Das kann der

Ehepartner, die Freundin sein. Ein Buch, Gebete, Gott können hilfreiche Begleiter in einer solchen Situation sein. In besonders schwierigen Phasen unserer Lebenskrise können professionelle Helfer und Helferinnen, unter ihnen Seelsorger, Therapeutinnen, Psychiater, zu Seelenfreunden für uns werden. Sie müssen und sollen dabei ihren speziellen beruflichen Hintergrund nicht außen vor lassen. Der ist unbedingt wichtig. Sie können zugleich aber auch unsere Seelenfreunde und Seelenfreundinnen sein.

Es sind die Situationen, in denen sich unsere Seele meldet, wir mehr als sonst mit ihr in Berührung sind, sie sich zeigt, auch mit ihrer Macht und Wirkkräftigkeit. Wir meinen am Anfang vielleicht noch, wenn sich unsere Seele in einer Depression oder Verzweiflung zeigt, mit ihr reden, sie vielleicht besänftigen zu können. Bis wir feststellen müssen, dass uns das nicht oder nur zum Teil gelingt. Sie ist dann außer Rand und Band. Nicht mehr zu bremsen. Sie muss ihren Weg gehen, will sich durchsetzen. Will sich die Dinge so richten, wie es für sie stimmt.

Da bleibt uns nichts anderes übrig, als sie walten zu lassen, ihr die Führung zu überlassen. Im Vertrauen, dass sie uns weiterbringen will und wird. Hier nicht zu verzagen, das aushalten zu können, ist es, was von uns verlangt wird. Dabei kann uns eine Ärztin, ein Therapeut, ein Seelsorger, eine Seelenfreundin helfen, indem sie uns Mut machen, nicht aufzugeben: die Ärztin, die uns zuhört und mithilfe von Tabletten deine Situation erleichtert; die Psychotherapeutin, die dich in deiner Verzweiflung aushält, dir empathisch zuhört und ein Wort der Ermutigung mitgibt; die Physiotherapeutin, die dir eine wohltuende Massage gibt, dir durch ihre Berührung Bestärkung und Sympathie vermittelt; die Seelsorgerin, die ganz präsent ist, während du zu ihr sprichst, im Bewusstsein, dass ein Dritter anwesend ist, und am Ende eures Gespräches ein »Vaterunser« mit dir betet und dich umarmt.

Manchmal – ich durfte das in solchen Situationen schon wiederholt erleben – begegnen dir Menschen, die uns etwas Liebes sagen, als wüssten sie oder spürten sie, dass wir uns in Not befinden. Als wären sie Engel, die uns Gott geschickt hat, um uns Mut zu machen, nicht zu verzagen. Solche Engel sind wahre Seelenfreundinnen.

Der Seelenfreund ist ein guter Zuhörer. Aus dem Hinhören heraus benennt er Themen, die er zu entdecken glaubt. So mag er den Eindruck gewinnen, dass hier Erfahrungen vorliegen, die an Erfahrungen der Dunklen Nacht der Seele erinnern und darauf hinweisen. Manche Schwere, die wir als Depression erfahren, kann auch in Schuldgefühlen ihre Ursache haben.

Dem Seelenfreund kannst du alles anvertrauen. Ihm gegenüber kannst du alles bekennen, ohne Einschränkung. Er darf teilhaben an deinem Innersten, darf alle deine Gedanken erfahren.

Geistliche Begleitung und Psychotherapie

Depressive Menschen werden auch immer wieder den Seelsorger, die Seelsorgerin oder den geistlichen Begleiter aufsuchen, um dort einen Halt zu finden, Trost und Stärkung zu erfahren. Bei depressiven Menschen kann der direkte Zuspruch, ein Wort des Trostes, ein Ratschlag von großer Hilfe sein. Es ist auf der anderen Seite offensichtlich, dass jemand, der unter einer schweren Depression leidet, im Seelsorger und der geistlichen Begleiterin nicht die Personen findet, die für die Heilung seiner Psyche in erster Linie zuständig sind. Auch kann von ihnen nicht erwartet werden, dass sie in der Lage sind, das genaue Ausmaß einer psychischen Krankheit zu ermessen. Das ist auch nicht notwendig. Was von dem Seelsorger aber erwartet werden darf, ist die Fähigkeit, wach in die Begegnung mit den Menschen zu gehen, die zu ihm kommen. Wenn das der Fall ist, wird der seelsorgliche oder geistliche Begleiter sehr bald spüren, ob der Mensch, der zu ihm kommt, stärker psychisch beeinträchtigt ist oder nicht.

In der Begegnung mit Menschen, die an einer schwereren Depression leiden, wird er eine größere Distanz zwischen sich und diesen Menschen fühlen. Es dürfte ihm in diesem Fall besonders schwerfallen, die andere Person wirklich zu erreichen. Im Gegensatz dazu dürfte es dem Seelsorger leichter fallen, sich auf eine seelsorgliche, nahe Beziehung mit einem Menschen einzulassen, der an einer leichteren Form von Depression leidet. In diesem Fall wird es ihm eher möglich sein, Kontakt mit dieser Person aufzunehmen, und sein Versuch, sich in diese Person einzufühlen, wird mitunter erfolgreicher sein. Bei depressiven Menschen insgesamt entsteht in der Beziehung zwischen ihnen und dem Begleiter oft ein Sog oder eine Stimmung, die ansteckend wirkt. Die Begleiter fühlen sich zunehmend gelähmt, kraftlos und bedrückt, schreibt Daniel Hell. (Vgl. in: Bäumer/Plattig 2008, 10ff) Bei Menschen, die eine Dunkle Nacht erfahren, entsteht im Begleiter so etwas wie Solidarität. Er fühlt sich oft kraftvoll und vital. (Vgl. Bäumer/Plattig 2008, 121)

Diese Unterscheidung kann der Seelsorgerin helfen, deutlicher für sich herauszufinden, wo sie sich noch für kompetent erachtet und wann es angezeigt ist, den Menschen, der zu ihr gekommen ist, an einen Psychotherapeuten oder Psychiater zu vermitteln. Das aber heißt nicht notwendigerweise, dass sie den Kontakt beziehungsweise das Gespräch mit dem depressiv kranken Menschen abbricht und die ganze Angelegenheit einem Psychotherapeuten überlässt. Hier müssen Seelsorger und geistliche Begleiter prüfen, ob der Ratsuchende für sich beides will – seelsorgliche beziehungsweise geistliche Begleitung und psychotherapeutische Beratung – und inwieweit das für ihn machbar ist.

Der Mensch, der sich in seiner Depression an den Seelsorger wendet, wendet sich ja nicht umsonst an ihn. Er will seine Lei-

denserfahrung in der Regel im Kontext seines Glaubens anschau-
en. Diesem Menschen mag es oft einfach genügen, dass der
Seelsorger oder die geistliche Begleiterin sich Zeit nehmen für
ihn, ihm zum Beispiel eine halbe Stunde zuhören. Für sie wird
es wichtig sein, in der Lage zu sein, gut zuhören zu können,
einfühlend präsent zu sein. Zugleich wird es für sie wichtig sein,
sich so abgrenzen zu können, dass sie von der inneren Situation
des Ratsuchenden nicht so sehr mitgenommen werden, dass sie
das Gefühl haben, überfordert zu sein. Gerade eine Arbeitsauftei-
lung zwischen Psychotherapeuten und seelsorglicher Begleitung
kann den Seelsorger entlasten, kann ihm helfen, sich auf das zu
konzentrieren, wofür er kompetent ist und was er in dieser Situation dem depressiven Menschen anbieten kann.

Berechtigte Zuversicht und Hoffnung vermitteln

Seelsorger und geistliche Begleiter können dem depressiven Menschen Zuversicht vermitteln. Sie dürfen ihm davon erzählen, dass
es berechtigte Hoffnung gibt, aus seiner Situation, seinem augen-
blicklichen Gefühlszustand herauszukommen. Sie dürfen ihm sagen, dass er die Verbundenheit mit seiner Eigenwelt, der Mit-
und Umwelt und mit Gott, die er im Augenblick nicht spürt,
das heißt nicht als Wirklichkeit erfährt, dass er diese eines Tages
wieder spüren mag. Sie dürfen ihm sagen, dass Gott auch jetzt,
obwohl er ihn nicht spürt, da ist. Sie können das unterstreichen,
indem sie ihre Aufmerksamkeit auf sich lenken, sie Ausdruck dieser Verbundenheit sind, sie diese Verbundenheit in ihrer Hinwendung zum depressiven Menschen verlebendigen.

Der depressive Mensch mag das nicht nachvollziehen, nicht
annehmen können. Das ist in Ordnung. Den Seelsorger oder die
Seelsorgerin hält das aber nicht ab, immer wieder die Aufmerksamkeit auf sich zu richten, den unter Depressionen leidenden

Menschen zu bitten, sie anzuschauen, sie, die konkreten Menschen. Sie schauen ihn dabei selbst an, nehmen vielleicht seine Hände in ihre Hand, um ihn spüren zu lassen, dass sie mit Leib und Seele für ihn da sind. Sie drängen sich dabei nicht auf, sondern sind einfach da.

Der Seelsorger klopft an bei depressiven Menschen, bietet sich, seine Hilfe, an. Er nimmt ernst, was zum Beispiel der Oberarzt Andreas Diekmann (in: Mielke 2007, 63) empfiehlt:

»Bei Depression sollten Theologe und Psychotherapeut sehr zurückhaltend sein mit dem Angebot: Versuche doch einen Halt und einen Schutz im Glauben zu finden. Denn dann wird der Glaube reduziert zum Ersatz für die Wiederherstellung der inneren Bilder. Wer seine positiven Aspekte schützt, indem er sie ins Unbewusste bringt, dem hilft es nicht, wenn man ihn mit Gott lediglich tröstet.«

Andreas Diekmann sieht die Chance in der bedingungslosen Annahme des depressiven Patienten durch den Seelsorger. »Das kann hilfreich sein, so dass er ganz allmählich wieder zu sich findet und seinem Selbstbewusstsein das Licht der Welt gönnt.« (Diekmann, in: Mielke 2007, 63) Diekmann orientiert sich gern an jenen biblischen Szenen, die mit einem Satz Jesu enden wie: »Dein Glaube hat dir geholfen«. Jesus mache damit deutlich, dass er sich nicht als der große Heiler versteht und die Verantwortung für den Prozess an den Kranken zurückgibt. Die Ressourcen des Kranken werden wieder aktiviert: »Steh auf, nimm dein Bett!«

Gleichwohl erlebt die Krankenhausseelsorgerin Gabriele Döhle (in: Mielke 2007, 60)

»Patienten in der tiefen Depression oft als Fragende: ›Ich denke dabei an den Eingangschor der ›Deutschen Messe‹ von Schubert. Da heißt es: ›Wohin soll ich mich wenden, wenn Gram und Schmerz mich drücken?‹ Diese Frage brennt ihnen auf der Seele. Sie hat oft beobachtet, dass Patienten der Depression offener werden für eine spirituelle Ebene«.

Klaus Kießling (in: Mielke 2007, 60) hebt hervor:

»Dem Depressiven zu helfen, sich selbst zu verstehen – dieser Prozess ist vergleichbar mit der Arbeit einer Hebamme: sie hilft, dass alles, was zur Geburt drängt, ans Licht kommen kann. In diesem Sinn begleitet und inspiriert die Seelsorge depressive Menschen, um aus dem Dunkel die Spur wieder aufzunehmen zum Geheimnis und Sinn ihres Lebens. Im Suchen und Ringen um diesen Weg können alte Vorstellungen transformiert werden und möglicherweise auch das Selbstbild, das Weltbild und das Gottesbild. Wer nach einer Depression wieder zum Glauben findet, bei dem hat sich meist das Gottesbild völlig verändert. Manche schildern, dass sie früher eine ganz lichte Vorstellung von Gott hatten. Sie konnten aber keine Verbindung herstellen zwischen dem lichten, hellen Gott, der nur Liebe ist, und dem eigenen inneren Dunkel. Nachdem sie die Depression überwunden haben, schildern sie dann oft, dass ihnen jetzt wichtig geworden ist, dass Gott Mensch geworden ist, dass Jesus gelitten hat und am Kreuz gestorben ist, dass all das Dunkel, das sie erlebt haben, ja wohl auch in Gott seinen Platz hat.«

Der Zuspruch der Zuversicht ist dann nicht ins Leere gesprochen. Der Seelsorger ist die Konkretion, die Verkörperung dieses Zuspruches. Er bietet sich an als Weg, über den der Zugang für die Erfahrung der Verbundenheit, für die Erfahrung des Umfasstseins wieder gefunden werden kann. Jedenfalls lädt er dazu ein. Er lässt nicht nach, für diesen Weg zu werben, bietet sich als Begleiter an. Er geht mit dem anderen in das Dunkle, hinab in den Abgrund, bis er die Hand des in Not Befindlichen zu fassen bekommt. Indem er sich hinabwagt, nimmt seine Zuversicht Fleisch an. Er macht deutlich, dass es einen Weg aus der Dunkelheit gibt, dass er sich – und der anderen Person – zutraut, den Weg aus der Dunkelheit zu finden.

Der Seelsorger tut das, weil er selbst daran glaubt, weil er selbst sich zutraut, den Weg aus der Finsternis ins Helle zu finden. Auch weil er diesen Weg vielleicht selbst schon gegangen ist und dabei die Erfahrung gemacht hat, dass es wieder hell wird, dass der Zugang zu der Erfahrung von Verbundenheit wieder gefunden werden kann. Er tut das, weil er daran glaubt, dass Gott, der ihn herausgeführt hat ins Helle, ihn und die andere Person auch jetzt herausführen kann. Es ist nicht ein Bestehen auf Gottes Hilfe, ein Einfordern seiner Mitwirkung. Es ist ein aus der Tiefe seiner Seele entstandenes, leises und zugleich unermesslich starkes Vertrauen in Gottes Anwesenheit und Mitwirken. Ein Vertrauen, das seiner mit Gott erfahrenen Verbundenheit entspringt.

Schuld und Depression

»Natürlich gibt es in der Depression Themen, in denen Religion eine wichtige Rolle spielt, und die Religionspsychologie hat sich intensiv mit dem grenzüberschreitenden Thema der Schuld befasst. Erfahrene Klinikpfarrer wissen jedoch sehr wohl zwischen religiös in das Lebensschicksal eingebetteter Schuld und krankhaft verstärktem und krankheitsbedingtem Schulderleben mit Schuldwahn zu unterscheiden«, meint der Psychiater und Psychotherapeut Manfred Wolfersdorf (2002, 125).

Wenn wir schuldig geworden sind, wird unsere Seele nicht ruhen, bis wir uns unserer Schuld gestellt haben, uns mit ihr auseinandersetzen, zu unserer Schuld stehen und die Wege beschreiten, die uns von der Schuldenlast befreien können. Solange wir das nicht tun, wird die Schuld tatsächlich wie eine Last auf uns und unserer Seele liegen und uns beschweren. Ich meine damit echte Schuld, nicht die so genannten falschen Schuldgefühle, die auf ein überzogenes Über-Ich zurückzuführen oder das Ergebnis einer skrupulösen Einstellung sind.

Mit herauszufinden, ob es sich bei den Schuldgefühlen um falsche oder echte Schuldgefühle handelt, kann Aufgabe des Seelsorgers sein. Er wird das taktvoll tun, den Kontext deiner Lebensgeschichte, deine augenblickliche Situation mit einbeziehen. Er wird nicht als Richter auftreten, dir nicht das Gefühl vermitteln, als befindest du dich vor einem Tribunal, vor dem du dich zu rechtfertigen hast. In Psalm 32 heißt es:

Wohl dem, dem die Übertretungen vergeben sind,
dem die Sünde bedeckt ist!
Wohl dem Menschen,
dem der Herr die Sünde nicht zurechnet,
in dessen Geist ein Trug ist!
Denn, als ich es wollte verschweigen,
verschmachteten meine Gebeine durch mein tägliches Klagen,
denn deine Hand lag Tag und Nacht schwer auf mir,
dass mein Saft vertrocknete, wie es im Sommer dürre wird.
Darum bekannte ich dir meine Sünde,
und meine Schuld verhehlte ich nicht.
(Psalm 32,1–5)

Wenn ich mich schuldig gemacht habe, dann nagt das an mir. Dann lässt mich das nicht in Ruhe. Ich mag es mir noch so schönreden oder verdrängen. Die Schuld bleibt mir erhalten. Die Seelenlast liegt dann schwer auf mir. Die Depression, die Dunkelheit, die ich erfahre, kann dann ein Hinweis darauf sein, dass ich hier etwas beachten, gegebenenfalls gutmachen muss. »Als ich es wollte verschweigen«, so heißt es in Psalm 32, »lag deine Hand Tag und Nacht schwer auf mir.« Genauso verhält es sich, wenn ich nicht zu meiner Schuld stehe. Sie drückt mich nieder, raubt mir meine Energie, meinen Enthusiasmus, meine Unbefangenheit. »Mein Saft vertrocknet, wie es im Sommer dürre wird.«

Wenn ich über eine längere Zeit betrübt bin, ich nicht länger Interesse oder Begeisterung für meine Arbeit aufbringe, sollte ich daher auch mit in Erwägung ziehen, dass unverarbeitete Schuld wie Wackersteine in mir liegen und mein Leben beschweren.

In der geistlichen Begleiterin, im Seelsorger, sollte ich den Menschen finden, dem ich alles anvertrauen kann. Ihm gegenüber kann ich alles bekennen, ohne Einschränkung. Er darf teilhaben an meinem Innersten, darf alle meine Gedanken erfahren. Er wird zum Zeugen meiner tiefsten Sehnsüchte wie auch meiner größten Verfehlungen. In seiner Gegenwart muss ich keine Angst haben, bewertet, gar verachtet zu werden. Da gibt es jemanden, dem gegenüber ich alles, was mich belastet, was meine Seele belastet, aussprechen kann. Dem gegenüber ich bekennen kann, ohne etwas beschönigen zu müssen, was ich falsch, wo ich mich schuldig gemacht habe. Der französische Philosoph Blaise Pascal schreibt:

»Die katholische Religion verpflichtet nicht dazu, seine Sünden ohne Unterschied aller Welt zu bekennen; sie duldet es, dass man damit vor allen Menschen verborgen bleibt; aber sie nimmt einen Einzigen aus und befiehlt, dass man diesem den Grund seines Herzens offen lege und sich ihm zeige, wie man ist. Nur diesen einzigen Menschen auf Erden müssen wir enttäuschen. Ihn aber verpflichtet sie zu unverbrüchlichem Geheimnis, so dass diese Kenntnis in ihm verharrt, als hätte er sie nicht. Lässt sich etwas Liebevolleres und Milderes vorstellen?«

Im Aussprechen und Bekennen beginnt dabei schon das Lossprechen. Ich löse mich von dem, was war, was falsch war, innerlich und äußerlich. Es verliert seine Macht über mich. Ich sage mich davon los. Im Rahmen einer Beichte spricht mich der Beichtvater mit den Worten von meinen Sünden los: »*Ego te absolvo a peccatis tuis – ich spreche dich frei von deinen Sünden* im Namen des Vaters, des Sohnes und des heiligen Geistes.« Im Sakrament der Versöhnung schließe ich mich wieder an den göttlichen Kreislauf an. Durch meine Schuld war er unterbrochen und gestört worden. Jetzt hält mich nichts mehr davon zurück, klinke ich wieder ein in den göttlich-menschlichen Liebesaustausch, befreit von Schuld, Pein, Niedergeschlagenheit, Depression.

Du tust dir damit etwas Gutes. Du reinigst dich von dem Gift, das in dir fließt und wirkt, solange du dich nicht mit deiner Schuld auseinandergesetzt hast. Du bist dir damit selbst dein bester Seelensorger. Deine Seele dankt dir das, indem sie dich nicht länger durch Angst, Depression und Verunsicherung an deine Schuld erinnert. Sie dankt es dir, indem sie dir Erleichterung verschafft und du wieder Freude am Leben hast.

Aufpassen, um nicht selbst in den Sog der Finsternis zu geraten

Für den Seelsorger und die Seelsorgerin ist es wichtig, wie das natürlich auch für die anderen Helfer gilt, dafür Sorge zu trage, dass sie nicht selbst in den Sog der Finsternis geraten. Das gilt vor allem für jene, die selbst in besonderer Weise empfänglich sind für Depressionen. Psychotherapeuten begegnen dieser Gefahr in der Regel durch die für sie unerlässliche Supervision, eine Praxis, die bei Seelsorgern nicht oder nur bedingt üblich ist. »Das oft anklammernde Verhalten von Depressiven im Gespräch kann die seelsorglich Tätigen überfordern, vor allem wenn sie nicht gelernt haben, sich gut abzugrenzen und auf ihre eigenen Reaktionen und Gefühle sensibel zu reagieren«, meint Susanne Hirmer (in: Bäumer/Plattig 2008, 88f).

Um zu gewährleisten, dass der Seelsorger im Gespräch mit depressiven Menschen noch in der eigenen Mitte bleibt, empfiehlt sie unter anderem:

» die Spannung zwischen Nähe und Distanz wahrzunehmen und zu gestalten; das hilft einem, sich selbst nicht zu verlieren;
» den Blick auf die eigene Atmung zu bewahren – die Wahrnehmung von sich und dem anderen ist wichtig;
» sich selbst wieder und wieder bewusst zu machen, was möglich ist und was nicht – um nicht der eigenen Selbstüberschätzung und Überforderung zu erliegen.

Spirituelle Wege

Sich mit dem Größeren verknüpfen

Gute und tiefe Beziehungen zu anderen Menschen, seien es Familienangehörige, Freunde, Seelenfreunde, Seelsorger, Therapeuten oder Ärztinnen, und das Verankern in die eigene Tiefe können bei der Bewältigung einer Depression helfen. Eine Hilfe eine Depression zu verhindern, zu bestehen und bewältigen, kann auch die Verankerung in etwas Größerem sein, das außerhalb von mir liegt.»Je gefestigter die Weltanschauung, desto weniger anfällig sind Menschen gegen depressive Ausrichtungen, wobei religiöse Menschen gegenüber Atheisten leicht im Vorteil sind«, schreibt Henning Mielke (2007, 62). Studien aus den Vereinigten Staaten zeigen, dass beispielsweise Angehörige von tödlich an Krebs Erkrankten seltener an reaktiven Depressionen leiden, wenn sie einen religiösen Bezug haben und regelmäßig beten.

Wir Menschen sind darauf angelegt, uns mit einem größeren Wesen zu verbinden. Wir müssen in einem ständigen Energieaustausch bleiben mit dem Größeren. Von da erhalten wir die göttliche Kraft, die uns hilft für die Bewältigung des Alltags. Diese Kraft schließt uns immer wieder an das Größere an. Ohne diese Energiezufuhr wird unser Leben sehr dünn, eng und begrenzt. So gilt es immer wieder einzutreten in die Welt des Größeren, uns mit ihr zu verbinden, uns dort zu verankern. Dazu bedarf es der Rituale, dazu bedarf es des Gebetes.

Gebete und Rituale können der Depression etwas entgegenhalten, ohne jetzt ihr Feind zu sein. Rituale könne Eckpfeiler sein, die einen gesundheitsfördernden Rhythmus unterstützen. Ein Gebet, alleine gesprochen oder zusammen mit anderen, kann zur Linderung unserer depressiven Gefühle beitragen und neuen Lebensmut in uns erwecken. Wir halten uns dann in unserem Beten Gott so hin, wie wir uns augenblicklich erleben: niedergeschlagen, entmutigt, gebrochen, beschwert. Wir kehren unser Inneres nach außen, zeigen Gott auf, wie es in uns aussieht, beklagen unsere Situation und flehen um seine Hilfe.

Dabei können wir unsere Hoffnung zum Ausdruck bringen, dass Gott uns auf unserem Weg der Dunkelheit begleitet, uns diese schwierige Strecke über nicht alleine lässt. So erkennt sich der depressive Mensch im Bild der Verwinterlichung wieder:

»Im Winter frieren Bäche und Seen ein. Die Bäume sind laublos. Keine Anstrengung kann sie zum Blühen bringen. Die Landschaft erscheint grau in weiß. Klirrende Kälte macht jedes Tätigsein anstrengend. Lange Nächte und kurze Tage mit fahlem

Licht zeugen von der geringen Kraft der Sonne. Die Natur erscheint wie erstarrt.« (Hell 1998, 193)

Allein, es bleibt auch die Hoffnung, dass der eigene Winter – wie jeder Winter – vorübergeht. Gebete, die von Gottes Vertrauen, von der Hoffnung in Gott, von seinem Licht sprechen, können in Zeiten, in denen wir verzagt sind, Dunkelheit und Hoffnungslosigkeit uns umfängt, ein Lichtblick und Hoffnungsschimmer sein, dass es auch für uns wieder Frühling wird. Sehr schön wird das im Hohelied (2,10–13) ausgedrückt:

Steh auf, meine Freundin, meine Schöne, so komm doch!
Denn vorbei ist der Winter, verrauscht der Regen.
Auf der Flur erscheinen die Blumen;
Die Zeit zum Singen ist da.
Die Stimme der Turteltaube ist zu hören in unserem Land.
Am Feigenbaum reifen die ersten Früchte;
Die blühenden Reben duften.

Wir dürfen darauf vertrauen, dass Gott uns hört, dass er »denen nahe ist, die zerbrochenen Herzens sind« (Psalm 34,19). Ja, gerade in Zeiten unseres Lebens, in denen wir lahmgelegt worden sind durch schwermütige Gedanken und Gefühle, unsere Ohnmacht spüren, können wir Gott besonders nahe sein. Seine Nähe besonders stark spüren.

Die Depression zwingt uns, intensiver mit uns in Berührung zu kommen, tiefer in uns selbst einzukehren. Sie zwingt uns, weniger oberflächlich zu sein, wesentlicher zu werden. Je mehr wir aber mit dem in Berührung sind, worum es letztendlich geht, desto näher sind wir bei Gott. Dabei gilt, was Klaus Kießling (in: Mielke 2007, 60 ff) schreibt:

»Menschen brauchen neben der religiösen Bewältigung noch weitere Quellen von Trost und Unterstützung, um aus Lebenskrisen gestärkt hervorzugehen. Wer sich ausschließlich auf das Gebet stützt, ist in Gefahr, sogar noch tiefer in die Depression abzustürzen. Wer sich aber zusätzlich für die liebevolle Unterstützung seiner Mitmenschen öffnet, seinem Körper Bewegung, gute Ernährung und Schlaf gönnt, hat gute Chancen, aus der Krise herauszuwachsen. Im günstigsten Fall kann jemand dann – im Nachhinein – das Durchleben der Krise so beschreiben, dass ihm der Heilige Geist als ein heilender Geist spürbar wurde. Und so kann ich dann auch im Nachhinein sagen, Glaube hat gesund gemacht.«

Die heilende Wirkung der Psalmen

Die Psalmen inbrünstig beten
In besonderer Weise bieten sich in Zeiten der Dunkelheit und Depression die Psalmen als Gebete an. Wenn sich der depressive Mensch in den Psalmen wieder findet, können sie zur Erleichterung seiner depressiven Stimmung und letztlich auch zur Erfahrung der Gegenwart Gottes in seiner Situation führen. Dabei ist es möglich, die Psalmen inbrünstig in sich, in seinem Herzen zu beten oder aber auch aus sich herauszuschreien. Man kann immer wieder einen Vers wiederholen oder sich in einen Psalm, der einen besonders anspricht, geradezu hineinsteigern, indem man ihn immer und immer wieder spricht, betet und singt. (Vgl. Müller 1997 und 2008) Zum Beispiel Psalm 69:

> *Errette mich aus dem Kot,*
> *dass ich nicht versinke;*
> *so höre mich, Herr, denn deine Güte ist tröstlich;*
> *wende dich zu mir*

nach deiner großen Barmherzigkeit
und verbirg dein Angesicht nicht vor deinem Knecht,
denn mir ist angst;
erhöre mich eilends.
Mache dich zu meiner Seele und erlöse sie,
erlöse mich um meiner Feinde willen.
Du weißt um meine Schmach,
Schande und Scham;
meine Widersacher sind alle vor dir.
Die Schmach bricht mir mein Herz
und kränkt mich.
Ich warte, ob's jemand jammere –
aber da ist ja niemand –,
und auch tröste – aber ich finde keinen.
Und sie geben mir Galle zu essen
und Essig zu trinken in meinem großen Durst.
Gieß deine Ungnade auf sie,
und dein grimmiger Zorn ergreife sie.
Ich aber bin elend, und mir ist wehe,
Gott, deine Hilfe schütze mich!
Ich will den Namen Gottes loben mit einem Lied
und will ihn hoch ehren mit Dank.
(Psalm 69,15.17–22.25.30–31)

Bereit werden für die Tiefenbotschaft der Psalmen
Will ich die heilende und schließlich auch spirituelle Wirkung
der Psalmen für mich fruchtbar machen, ist es entscheidend, dass
ich mich den Psalmen in einer gewissen Weise ausliefere. Ich trete zunehmend von meinem bewussten Ich zurück und überlasse
mich immer mehr der Führung durch die Psalmen. Diese zuneh-
mende Ich-Ferne macht mich zugleich offener und bereiter für
die Tiefenbotschaft der Psalmen, denn je mehr mein Ich-Bewusst-

sein zurücktritt, desto mehr kann mein Tiefenbewusstsein sich ausbreiten und aktiv werden. Das kann dazu führen, dass sich in mir ein Gefühl der Verbundenheit mit der Schöpfung ausbreitet. Ich fühle mich nicht länger alleine. Ich fühle mich eingebunden in den Strom des Lebens, meine Seele ist nicht nur in mir, sondern ich selbst fühle mich als Teil der Welt-Seele, des Größeren. Ich werde dabei zunehmend offener für das, was mir von dort her an Halt, an Erfahrung von Verbundenheit vermittelt wird. In diesem Überschreiten der Ich-Grenze mag ich Abstand zu mir zu erlangen und damit auch Abstand zu dem, was mich bedrängt, ohne meinen Schmerz und meine Traurigkeit zu verdrängen. Mir wird es möglich, meinen Schmerz und meine Traurigkeit besser einzuordnen, mir bewusst zu machen, dass sie nur einen Teil von mir ausmachen.

Die Psalmen laden mich weiter ein, wegzukommen vom Denken »über«. Sie führen mich direkt hinein in meinen Gemütszustand, wo ich meiner Not, meiner Traurigkeit und meinem Schmerz begegne. Die Psalmen helfen mir auf diesem Weg, indem sie mir die Worte dafür leihen, was ich in mir spüre.

Herr, Gott mein Heiland,
ich schreie Tag und Nacht vor dir.
Lass mein Gebet vor dich kommen;
neige deine Ohren zu meinem Geschrei.
Ich bin elend und ohnmächtig,
dass ich so verstoßen bin;
ich leide deine Schrecken,
dass ich schier verzage.
Du hast mir die Freunde und Gefährten entfremdet;
Mein Vertrauter ist die Dunkelheit.
(Psalm 88,2–3.16.19)

Die Psalmen helfen mir, dass meine Worte und mein Gebet zur Stimme meines Herzens werden. Was ich vor Gott hintrage, sind nicht nur Worte, Überlegungen, Gedanken. Ich bin es selbst. Ich bin es ungeschminkt.

Trost erfahren in der Nacht unseres Lebens

Augustinus nennt die Psalmen »Liebeslieder eures Vaterlandes«, und so wie die Wanderer auf dem Wege die Lieder ihrer Heimat singen, so sollen wir die Psalmen als Lieder singen, die von unserer wahren Heimat künden und in uns die Liebe zu dieser Heimat wachsen lassen. Wie die Wanderer bei Nacht singen, um ihre Angst vor der Dunkelheit zu vertreiben, so sollen wir die Psalmen singen, um uns in der Nacht unseres Lebens zu trösten und um schon hier etwas von unserer Heimat zu spüren, das heißt, um sie mit unseren Sinnen zu erfahren. (Vgl. Grün 2002, 17)

Wenn der sich in Not befindende, trauernde, depressive Mensch sich auf die Psalmen einlässt, sich von ihnen forttragen lässt, kann er wieder mit seiner Sehnsucht nach Heimat, Zugehörigkeit, Umfassung in Berührung kommen. Diese scheinbar versiegte, abgestorbene Sehnsucht nach Leben und Geborgenheit wird wachgerufen und neu belebt. Er kann sich an sie anlehnen und sich von ihr mittragen lassen. Im Spüren dieser Sehnsucht breitet sich bereits etwas in ihm von dem Gefühl aus, nach dem er sich sehnt: die Erfahrung von Heimat und Geborgenheit. Je mehr er mit dieser Sehnsucht in Berührung kommt, sie sich in ihm ausbreitet und er sie zulässt, desto stärker wird sich auch das Gefühl von Geborgenheit, von Dazugehören breitmachen. Bis seine Sehnsucht schließlich auch bei Gott ankommt. Dann ist die Verbindung zwischen ihm, seinem Herzen und Gott wiederhergestellt, erlebt er wieder die Umfassung mit ihm.

Depressive Menschen zeigen oft »keine offene Ablehnung anderen gegenüber. Dagegen sind Selbstvorwürfe und Selbsthass viel häufiger« (Fairchild 1991, 27f). Sie richten dann die Aggression gegen sich selbst. Um von negativen Gedanken und aggressiven Gefühlen nicht beherrscht zu werden und sie nicht gegen sich selbst zu richten, mit dem Ergebnis, dass wir depressiv werden, kann es hilfreich sein, diese Gedanken und Gefühle zunächst einmal zuzulassen, auch im Sinne einer Katharsis, also einer Reinigung. Ich spreche dann diese Gedanken und Gefühle aus, so dass sie wirklich draußen sind. Dann haben auch wieder andere Gedanken und Gefühle Platz in mir, die zuvor zugedeckt waren durch meine Wut, meinen Hass und meine Rachegefühle.

Dabei können mir auch die Psalmen helfen, in denen von niederschmetternden Feinden die Rede ist. Sie erlauben mir, mit meinen wirklichen Gefühlen des Hasses, der Wut und Entrüstung in Berührung zu kommen und diese Gefühle zuzulassen. Die zornige, hasserfüllte, aggressive und kriegslüsterne Seite in uns findet in den Psalmen ein Gewand, in das sie schlüpfen kann. Je mehr ich meinen Ärger ausdrücken kann, wie ich ihn erlebe, desto weniger werde ich meinen Ärger und meinen Hass verdeckt, subtil in meinen alltäglichen Beziehung ausleben oder gar gegen mich selbst richten. Je mehr ich diese Gefühle, ohne andere damit zu verletzen, zugelassen habe, desto mehr werde ich dann auch wieder mit meinen Gefühlen der Freude, der Dankbarkeit und Liebe in Berührung kommen.

Mein Gott,
mache sie wie verwehende Blätter,
wie Spreu vor dem Winde.
Wie ein Feuer den Wald verbrennt
und wie eine Flamme die Berge versengt,
so verfolge sie mit deinem Sturm
und erschrecke sie mit deinem Ungewitter.
Bedecke ihr Angesicht mit Schande,

dass sie, Herr, nach deinem Namen fragen müssen.
Schämen sollen sie sich und erschrecken
und zu Schanden werden.
Für immer.
(Psalm 83,14–18)

Uns unser Fehlverhalten verzeihen
Manchmal erleben wir in uns eine Dunkelheit, weil wir uns
schuldig gemacht haben oder weil wir es uns nicht verzeihen
können, dass wir einen Fehler begangen haben, unvollkommen
sind. Haben wir uns wirklich schuldig gemacht, ist es ein gutes
Zeichen, wenn wir uns unwohl fühlen und den Wunsch in uns
verspüren, wieder mit uns ins Reine zu kommen. Es geht darum,
uns selbst unser Fehlverhalten zu verzeihen und Gott darum zu
bitten, sich unserer zu erbarmen, uns unseren Fehler nachzuse-
hen. Wir können dann beten:

Ich hebe meine Augen auf zu dir,
der du im Himmel sitzest.
Siehe!
Wie die Augen der Knechte auf die Hände ihrer Herren sehen,
wie die Augen der Magd auf die Hände ihrer Frau,
also sehen meine Augen auf dich,
meinen Gott,
bis du mir gnädig bist.
Sei mir gnädig,
Herr, sei uns gnädig,
denn ich bin sehr voll Verachtung.«
(Psalm 123,1–3)

Im Klagen und Rufen um Hilfe aus der depressiven
Verschlossenheit herausbrechen
Auch Klagen kann in Zeiten der Dunkelheit eine heilsame Form
der Hinwendung an Gott darstellen: »Klage ist die Form, schmerz-
liche Ereignisse, die eigene Ohnmacht, Leid und Verzweiflung
Gott und anderen Menschen mitzuteilen und sich selbst darüber
bewusst zu werden. In der Klage bricht der Mensch aus einer depressiven Verschlossenheit, aus seiner sich ausschließenden Isolation auf und stellt die Beziehung wieder her ... Klagen ist alles
andere als Jammern, denn es ist ›Reden-zu‹ und damit das Auf-
brechen aus Verschlossenheit und Isolation.« (Birgit Jeggle-Merz,
in: Bäumer/Plattig 2008, 102). Das Klagen kann übergehen in
die Bitte um Hilfe.

Ich schreie zu dir mit meiner Stimme;
ich flehe zu dir mit meiner Stimme;
ich schütte meine Rede vor dir aus
und zeige an vor dir meine Not.
Wenn mein Geist in Ängsten ist,
so nimmst du dich meiner an.
Sie legen mir Stricke auf dem Wege,
darauf ich gehe.
Schaue zur Rechten und siehe!
da will mich niemand kennen.
Ich kann nicht entfliehen;
niemand nimmt sich meiner Seele an.
Herr, zu dir schreie ich und sage:
Du bist meine Zuversicht,
mein Teil im Lande der Lebendigen.
Merke auf meine Klage,
denn ich werde sehr geplagt;
errette mich von meinen Verfolgern,

denn sie sind mir zu mächtig.
Führe meine Seele aus dem Kerker,
dass ich danke deinem Namen.
Die Gerechten werden sich zu mir sammeln,
wenn du mir wohl tust.
(Psalm 142,1–6)

»Euer Herz lebe auf«
In Psalm 69 wird in wunderbaren, zornigen wie demütigen, ver-
zweifelten wie vertrauenden Worten ausgedrückt, was wir in Zeiten der Dunkelheit und Depression erfahren. Wenn Sie diesen
Psalm lesen oder beten, versuchen Sie, sich dabei zunehmend
dem Text einfach zu überlassen. Lassen Sie alle Gedanken und
Gefühle zu, die beim Lesen oder Beten in Ihnen hochkommen.
Wenn Sie Gelegenheit dazu haben, tauschen Sie sich mit einem
anderen Menschen über die Erfahrungen, die Sie dabei machen,
aus oder tragen Sie in Form eines Gebetes das, was in Ihnen
ausgelöst worden ist, vor Gott.

Hilf mir, o Gott!
Schon reicht mir das Wasser bis an die Kehle.
Ich bin in tiefem Schlamm versunken
und habe keinen Halt mehr;
ich geriet in tiefes Wasser, die Strömung reißt mich fort.
Ich bin müde vom Rufen, meine Kehle ist heiser,
mir versagen die Augen, während ich warte auf meinen Gott.
Ich aber bete zu dir, Herr, zur Zeit der Gnade.
Erhöre mich in deiner großen Huld, Gott,
hilf mir in deiner Treue!
Entreiß mich dem Sumpf, damit ich nicht versinke.
Zieh mich heraus aus dem Verderben,
aus dem tiefen Wasser.

Lass nicht zu, dass die Flut mich überschwemmt,
die Tiefe mich verschlingt, der Brunnenschacht
über mir seinen Rachen schließt.
Erhöre mich, Herr, in deiner Huld und
Güte, wende dich mir zu in deinem großen Erbarmen!
Verbirg nicht dein Gesicht vor deinem Knecht;
denn mir ist angst.
Erhöre mich bald! Sei mir nah, und erlöse mich!
Befrei mich meinen Feinden zum Trotz!
Du kennst meine Schmach und meine Schande.
Dir stehen meine Widersacher alle vor Augen.
Die Schande bricht mir das Herz,
ganz krank bin ich vor Schmach;
umsonst habe ich auf Mitleid gewartet,
auf einen Tröster, doch ich habe keinen gefunden.
Sie gaben mir Gift zu essen,
für den Durst reichten sie mir Essig.
Der Opfertisch werde für sie zur Falle,
das Opfermahl zum Fangnetz.
Blende ihre Augen, so dass sie nicht
mehr sehen; lähme ihre Hüften für immer!
Gieß über sie deinen Grimm aus,
dein glühender Zorn soll sie treffen!
Ihr Lagerplatz soll veröden, in ihren
Zelten soll niemand mehr wohnen.
Denn sie verfolgen den Mann, den du
schon geschlagen hast, und mehren den
Schmerz dessen, der von dir getroffen ist.
Rechne ihnen Schuld über Schuld an,
damit sie nicht teilhaben an deiner Gerechtigkeit.
Sie seien aus dem Buch des Lebens getilgt
und nicht bei den Gerechten verzeichnet.

Ich aber bin elend und voller Schmerzen;
doch deine Hilfe, o Gott, wird mich erhöhen.
Ich will den Namen Gottes rühmen im Lied,
in meinem Danklied ihn preisen.
Das gefällt dem Herrn mehr als ein
Opferstier, mehr als Rinder mit Hörnern und Klauen.
Schaut her, ihr Gebeugten, und freut euch;
ihr, die ihr Gott sucht: Euer Herz lebe auf!«
(Psalm 69,2–5.14–33)

Die Erfahrung der Verbundenheit mit der Schöpfung, mit Gott

»Depressive Patienten nehmen das ›Von-Gott-Umfangensein‹ nicht mehr wahr. Sie spüren in sich die tiefe Sehnsucht nach Sicherheit und Geborgenheit«, meint Gabriele Döhle (in: Mielke 2007, 60ff). Wenn das Gefühl der Sinnlosigkeit nicht mehr zu übertünchen ist, werden viele Menschen entdecken, dass ihnen nicht nur das Gefühl von Zugehörigkeit und Verbundenheit mit den Menschen abhandengekommen ist, sondern dass ihnen überhaupt das Gefühl, eingebunden zu sein zum Beispiel in die Schöpfung oder in etwas, das über sie hinausgeht, abhandengekommen ist.

Im Zustand der Sinnlosigkeit, Hoffnungslosigkeit und Depression fühle ich mich abgeschnitten von meiner Umfassung. Ich fühle keinen Boden mehr unter meinen Füßen, ich spüre keine Verbundenheit mit meinen Mitmenschen, und ich bin nicht länger in Kontakt mit Gott. Auch wenn ich weiterhin auf dem Boden gehe, weiterhin mit Menschen spreche, ja weiterhin zu Gott bete, bin ich nicht mehr wirklich in Kontakt mit ihm, nehme ich nicht länger jene tiefer liegende Schicht in mir wahr, in der ich die Verbundenheit mit den Mitmenschen, mit Gott spüre. Sobald wir aber nicht mehr mit dieser Schicht in Berührung sind, erleben wir uns »allein auf weiter Flur«, »im Sturzflug«, kommt uns alles »sinnlos« vor. Da stehe ich, mutterseelenallein, ausgesetzt, spüre nicht länger die Fäden, die mich mit der Schöpfung, meinen Mitgeschöpfen, meinem Schöpfer verbinden. Was mich vorher getragen hat, ist weg. Ich stürze hinab und versinke. Was vorher meinem Leben Sinn und Bedeutung gab, ist wie weggeblasen. Es ist, als trennten mich die dicken Mauern des Gefängnisses, in dem ich mich eingesperrt fühle, von dem Bewusstsein, Gefühl und Erahnen der tieferen Verbundenheit mit meiner Mitwelt und Umwelt. Und in der Tat: Das, wofür diese dicken Mauern stehen, ist der Grund, warum ich nicht länger mit dem Lebensrhythmus der Schöpfung mitzuschwingen vermag, mich der Umfassung mit der Schöpfung, den Mitgeschöpfen und dem Schöpfer nicht erfreuen kann.

Diese Verbundenheit spüre ich, wenn ich an der Ostsee, während es dunkel wird, spazieren gehe. Über mir ist ein klarer Sternenhimmel. Ich höre das Plätschern der anstrandenden Wellen, richte meinen Blick auf das nicht enden wollende Meer. Ich rieche die frische Luft der milden Brise, die sanft über meine Wangen streift. Ich gehe an Häusern vorbei, die einen Blick in die erhellten Wohnzimmer erlauben, in denen Menschen zusammensitzen. Hans Magnus Enzensberger (2003) schreibt: »Gegen Stress, Kummer, Eifersucht, Depression empfiehlt sich die Betrachtung der Wolken. Mit ihren rotgoldenen Abendrändern übertreffen sie Patinier und Tiepolo ... Ja, es empfiehlt sich, bei Müdigkeit, Wut und Verzweiflung die Augen gen Himmel zu wenden.«

Fühle ich mich umfasst, dann spüre ich, dass ich Teil der Schöpfung bin, Boden unter den Füßen habe, mit der Erde verwurzelt bin. Ich bin dann in Berührung mit meinen Mitgeschöpfen, weiß um unsere Verwandtschaft und unseren gleichen Ursprung. Weiter ahne ich, dass ich umfasst bin von etwas, von Einem, der mein Denken, mein Vermögen übersteigt, dem Schöpfer, Gott. Mein inneres Ich und meine Seele sorgen dafür, ja ermöglichen es, dass der äußere Kontakt zu einem Größeren, zu Gott, zu einem inneren Geschehen wird, bei dem ich die Verbindung mit dem Göttlichen erahne und erfahre. So ist es wichtig, in Berührung mit meinem inneren Bereich zu bleiben, ihn als Fundament zu erleben, das mir Sicherheit und Halt schenkt. Beides ist wichtig: Die Ausrichtung und Verankerung außerhalb von mir in Beziehungen und in einem Größeren, in Gott, und die Ausrichtung und Verankerung in uns. Beide Erfahrungen erweisen sich als Stütze in der Erfahrung der Depression, geben mir Halt und das Gefühl von Verbundenheit. Mit der Schöpfung verbunden sein heißt in der Sprache C. G. Jungs, dass wir uns mit der Weltseele, der *anima mundi*, eins fühlen. Fühlen wir uns mit der Weltseele verbunden, dann spüren wir, dass unsere Seele nicht mehr in uns *ist*, sondern wir in der Seele sind. Wir fragen dann nicht mehr: »Hat das Leben einen Sinn, sondern dann ist das Leben an sich und aus sich heraus.« (Heisig 1996, 146)

Der Mensch, der an einer Depression leidet, weil er keinen Sinn mehr im Leben sieht, kann mithilfe von Begleitung und Therapie wieder in diese Verbundenheit mit der Weltseele hineingeführt werden. Die Weltseele will unser Leben beleben. Sie ist die Kraft in uns, die eine Wüste in einen Garten verwandeln kann. Sie möchte unsere innere Wüste, unsere Erfahrungen von Depression in eine Erfahrung von Zufriedenheit und Erfüllung umwandeln. Aus der Verbundenheit mit der Weltseele erwächst uns Trost. Wir sehen und erleben uns dann als Teil eines ewigen Lebensstroms, der vor Urzeiten seinen Anfang genommen hat und dessen Ende nicht abzusehen ist. Unabhängig davon, was jede Minute, jede Stunde in unserem Leben an Traurigem geschieht, trägt uns dieser ewige Lebensstrom unerbittlich und treu weiter. Wir mögen uns noch so sehr befangen erleben, traurig, niedergeschlagen sein

– angesichts dieses Lebensstroms, der sich nicht abhalten lässt, weiterzufließen, wird das alles relativiert. Das kann hart, aber auch tröstlich sein. »Wer sich ein einziges Mal dem Schicksal anvertraut hat, der ist befreit«, sagt Hermann Hesse. Sich dem Schicksal überlassen heißt, sich der Weltseele überlassen.

Epilog

Aufwachen

Ich bin da
Ich atme
DANKE
Ich rieche
Ich schmecke
Ich höre
Ich sehe
Ich gehe
DANKE
Ich lasse mich küssen von der Sonne
Ich lasse mich berühren vom Regen
DANKE
Ich erfreue mich an
Deinem Gruß
Deinem Lächeln
Deiner zärtlichen Umarmung
DANKE
Ich träume
Ich spüre in mir
Sehnsucht und Verlangen
DANKE
Ich bin in die Menschheit hineingewoben
Teil der Erde
DANKE
Ich bin

Mitten im Leben
Jetzt schon
An das Grenzenlose
Angeschlossen
DANKE
Ich bin
So wie ich bin
Gottes
Geliebter Sohn
Gottes
Geliebte Tochter
DANKE
Ich erleuchte mich
Am Unermesslichen
DANKE
Ja ich danke
»Mensch zu sein
Einer Gattung anzugehören
In der Gott selbst
Fleisch geworden ist«*
DANKE
Ich spüre die Sonne in mir
Wie sie mich mit ihrem Glanz erhellt
Mich mit ihrem Feuer erwärmt
DANKE
Ach könnten doch die Menschen
Erkennen und spüren
Dass sie
Wie strahlende Sonnen
Durch die Welt laufen

*Thomas Merton

Literatur

Peter Abel: Burnout in der Seelsorge, Mainz 1995.

Regina Bäumer/Michael Plattig (Hg.): »Dunkle Nacht« und Depression. Geistliche und psychische Krisen verstehen und unterscheiden, Ostfildern 2008.

Ludwig Binswanger: Melancholie und Manie. Phänomenologische Studie, Pfullingen 1960.

Jorgos Canacakis: Ich sehe deine Tränen. Trauern, Klagen, Leben können, Stuttgart 1987.

Joseph Cermak: Ich klage nicht, Wien 1983.

Sandra Cronk: Dark Night Journey, Wallingford 1993.

Hans Magnus Enzensberger: Die Geschichte der Wolken, 99 Meditationen, Frankfurt 2003.

Roy Fairchild: A Pastor's Guide to Counseling Depressed Persons, New York 1980; Deutsch: Seelsorge mit depressiven Menschen, Mainz 1991

Anselm Grün: Chorgebet und Kontemplation, Münsterschwarzach 2002.

Romano Guardini: Unterscheidung des Christlichen. Gesammelte Studie 1923–1963; Bd. 3: Gestalten; Mainz-Paderborn 1995.

Romano Guardini: Vom Sinn der Schwermut, Mainz 2003

Daniel Heisig: Die Anima: Der Archetyp des Lebendigen, Zürich 1996.

Daniel Hell: Welchen Sinn macht Depression? Ein integrativer Ansatz, Hamburg 1998.

Daniel Hell: »Das innere Erleben ernst nehmen«, in: Zürichsee-Zeitung, 10. Juni 2003, 12.

Wil Hernandez: Henri Nouwen. A Spirituality of Imperfection, New York 2006.

Oliver Hoisch: Depression – Krebs der Seele?, in: Frankfurter Allgemeine Sonntagszeitung, Nr. 35, 31. August 2008.

Lara Honos-Webb: Listening to Depression. How Understanding Your Pain Can Heal Your Life, Oakland 2006.

Thomas Hora: Existential Metapsychiatry, New York 1977.

Allan Horwitz/Jerome Wakefield: The Loss of Sadness. How Psychiatry Transformed Normal Sorrow into Depressive Disorder, New York 2008.

Jolande Jacobi: Der Weg zur Individuation, Zürich 1965.

Robert A. Johnson: Transformation, San Francisco 1991.

C. G. Jung: Bild und Wort, hrsg. von Jolande Jakobi, Zürich 1978.

C. G. Jung: Erinnerungen, Träume, Gedanken von C. G. Jung, hrsg. von Aniela Jaffeé, Zürich 1997.

Alfons Knoll: Sehnsucht des Endlichen. Romano Guardinis Weg zu einer Theologie der Schwermut, in: Joachim Hake (Hg.): Schwermut – eine andere Form des Glücks, Stuttgart 2002, 65–90.

Adolf Köberle/Meinrad Bumiller: Gott alles in allem. Ausblick und Versöhnung von Eros und Agape, Freiburg 1996.

Karl-Heinz Ladwig: in: Süddeutsche Zeitung 17. Oktober 2007.

Santuzza Lischi-Coradeschi: Ich war Komplizin meiner Angst. Tagebuch einer Depression, Freiburg 1992.

Gerald May: The Dark Night of the Soul, San Francisco 2003.

Rollo May: The Cry for Myth, New York 1991.

Henning Mielke: Seelenfinsternis, in: Publik Forum Nr. 8, 2007, S. 60–63.

Monatsgruß. Magazin für die Gemeinden des evangelisch-lutherischen Dekanats, Würzburg, März 2004, S. 24.

Robert Moore: Facing The Dragon. Confronting Personal and Spiritual Grandiosity, Wilmette 2003.

Thomas Moore: Care of the Soul, New York 1994.

Thomas Moore: Dark Nights of the Soul. A Guide to Finding Your Way Trough Life's Ordeals, New York 2004.

Eckhard H. Müller: Ausgebrannt – Wege aus der Burnout-Krise, Freiburg 1994.

Wunibald Müller: Gemeinsam wachsen in Gruppen, Mainz 1990.

Wunibald Müller: Meine Seele weint. Therapeutische Wirkung der Psalmen für die Trauerarbeit, Münsterschwarzach 1997.

Wunibald Müller: Alles, was in deinem Herzen ist, das tu, Ostfildern 2006.

Wunibald Müller: Wende dein Ohr mir zu. Gebete der Bibel, Düsseldorf 2008.

Friedrich Nietzsche: Also sprach Zarathustra. Ein Buch für alle und keinen, in: Werke, Bd. 1, Darmstadt 1973.

Henri Nouwen: Nachts bricht der Tag an, Freiburg 1989.

Karl Rahner: Ummittelbare Gotteserfahrung in den Exerzitien, in: Georg Sporschill (Hg.): Horizonte der Religiosität. Kleine Aufsätze, Wien 1984.

Rainer Maria Rilke: Briefe an einen jungen Dichter, Leipzig 1929.

Rainer Maria Rilke: Das Buch vom Mönchischen Leben, Gesammelte Werke. Die Gedichte, Frankfurt 1986.

Laura Epstein Rosen/Xavier Francisco Amador: Wenn der Mensch, den du liebst, depressiv ist, Bern 1998.

Emanuel Schmitt: Mein Leben mit Mozart, Zürich 2005.

Marcella Hannon Shields: Once Upon A Time Was A Little Girl, New York 2008.

Andrew Solomon: Saturns Schatten. Die dunklen Welten der Depression, Frankfurt 2001, in: DIE ZEIT Nr. 49, 27. November 2003.

Dietmar Stiemerling: 10 Wege aus der Depression, München 1995.

Kathi Stimmer-Salzeder: Lied der Hoffnung, Aschau am Inn 1992.

Pierre Stutz: Du hast mir Raum geschaffen. Psalmengebete, München 1996.

Pierre Stutz: Ein Stück Himmel im Alltag, Freiburg 2000.

Jean Vanier: Seeing beyond Depression, London 2001.

Manfred Wolfersdorf: Depressionen verstehen und bewältigen, Berlin 2002.

Jürg Wunderli: Und immer die große Leere. Die narzisstische Depression und ihre Therapie, Zürich 1990.

Irving Yalom: Existentielle Psychotherapie, Bergisch-Gladbach 2005.

Anhang

Selbsttest Depression

Nur »schlecht drauf« – oder steckt eine Depression dahinter? Bitte beantworten Sie die Fragen. Kreuzen Sie »ja« an, wenn eine der folgenden Aussagen seit mehr als zwei Wochen auf Sie zutrifft.

Sämtliche Fragen, die mit »ja« beantwortet werden, zählen einen Punkt, die Frage 14 fünf Punkte. Wenn Sie eine Punktzahl von fünf und mehr erreichen, könnte dies ein Zeichen für eine Depression sein.

(Aus: Monatsgruß. Magazin für die Gemeinden des evangelisch-lutherischen Dekanats Würzburg, März 2004, S. 24)

	ja	nein
1. Sie sind oft ohne Grund bedrückt oder mutlos	O	O
2. Sie können sich schlecht konzentrieren und fühlen sich oft schon bei kleinen Entscheidungen überfordert	O	O
3. Sie haben keinen Antrieb mehr, empfinden oft eine bleierne Müdigkeit und/oder eine innere Unruhe	O	O
4. Selbst Dinge, die Ihnen sonst Freude gemacht haben, interessieren Sie jetzt nicht mehr	O	O
5. Sie haben das Vertrauen in Ihre eigenen Fähigkeiten verloren	O	O
6. Sie quälen sich mit Schuldgefühlen und Selbstkritik	O	O
7. Sie zermartern sich den Kopf über die Zukunft und sehen alles schwarz	O	O
8. Am Morgen ist alles am schlimmsten	O	O
9. Sie leiden an hartnäckigen Schlafstörungen	O	O
10. Sie ziehen sich von Kontakten zurück	O	O
11. Sie haben körperliche Symptome, für die keine organische Ursache gefunden wurde	O	O
12. Sie haben keinen oder wenig Appetit	O	O
13. Sie haben keine Lust mehr auf Sexualität	O	O
14. Sie sind verzweifelt und möchten nicht mehr leben	O	O

Befinde ich mich in einer Depression?

Vgl. Manfred Wolfersdorf 2002, 32ff

1. Kann ich mich überhaupt noch über etwas freuen? Kann ich noch weinen oder andere Gefühle empfinden?
2. Kann ich noch schlafen, wache ich erholt auf, oder ist mein Schlaf etwas gestört, möchte ich mich am liebsten den ganzen Tag ins Bett zurückziehen?
3. Quäle ich mich mit Suizidgedanken, mit dem Wunsch, lieber tot zu sein?
4. Haben mein Appetit, mein Gewicht, meine sexuelle Lust, überhaupt die Lust an irgendetwas abgenommen?
5. Grüble ich nur noch und bin ich fast zu nichts mehr fähig?
6. Ist ein Gespräch, ist ein Austausch mit dem Partner, mit den Kindern, mit der Familie, mit Freunden noch möglich? Oder ist mir das alles zu viel? Neige ich in der letzten Zeit dazu, mich zurückzuziehen, vielleicht weil ich mich kraftlos fühle, weil ich mich lustlos fühle, den Gedanken habe, für andere eine Belastung zu sein, am Spaß der anderen nicht teilhaben zu können, eher noch zu stören?
7. Wie ist es mit meiner Hoffnung, bin ich froh, noch zu leben? Schwanke ich innerlich zwischen dem Gedanken, lieber tot sein zu wollen, weil es so nicht mehr auszuhalten ist, und dem Wunsch, Hilfe zu suchen? Habe ich Hoffnung, dass es besser werden kann, dass man mir helfen kann? Gibt es noch etwas, was ich noch erleben möchte, was ich nächste Woche, nächsten Monat, nächstes Jahr mir wünsche, wenn alles vorbei ist?
8. Fühle ich mich schwunglos, kraftlos, abgeschlagen, auch bei leichteren Belastungen? Habe ich das Gefühl, es geht nicht mehr, ich komme nicht mehr in die Gänge? Muss ich mich

nach der kleinsten Anstrengung hinlegen, weil ich völlig erschöpft bin, weil es mich zu viel Kraft kostet?

9. Wie ist mein Appetit? Schmeckt mir das Essen noch, oder esse ich, weil man in der Familie isst, weil es auf dem Tisch steht?

10. Fühlt sich mein Kopf so an, als wäre er an den Schläfen mit einer Zwinge zusammengepresst? Oder als hätte ich einen Helm über dem Kopf, der das Denken benebelt, die Gedanken unfrei und gehemmt werden lässt, der einen dauernden Druck, aber anders als bei der Migräne, ausübt?

11. Habe ich Befürchtungen für die nächste Zukunft, zum Beispiel in finanzieller Hinsicht nicht mehr zurechtzukommen?

12. Habe ich das Gefühl, von meiner Umgebung noch verstanden zu werden, von meinem Partner, meiner Familie, meinem Freundeskreis gemocht zu werden, geschätzt zu werden? Oder habe ich eher das Gefühl, dass die Menschen sich vor mir zurückziehen, unfreundlich zu mir sind, ich vereinsame?

13. Was wäre jetzt das Wichtigste für mich? Dass ich wieder schlafen kann? Dass die Stimmung besser wird? Dass meine Familie mich versteht, dass ich wieder arbeitsfähig werde? Dass die Verzweiflung weggeht und die Hoffnungslosigkeit? Dass ich wieder einen Sinn im Leben sehe? Gibt es etwas, was mir ganz besonders wichtig ist?

14. Ist da etwas, was passieren soll, was ich mir wünsche, damit es mir wieder besser geht?

Was kann ich gegen meine Depression machen?

Von Dr. Michael Kropp

Ich neige, insbesondere dann zu Depressionen, wenn

» ich einen zu hohen Anspruch an meine Leistung und an meine geistig-moralischen und körperlichen Fähigkeiten habe.
» ich zu nett und angepasst bin.
» ich die Erziehungsmaßstäbe und die gesellschaftlichen Erwartungen immer erfüllen möchte.
» ich zuerst an den anderen denke und zuletzt an mich.
» ich von allen angenommen sein möchte und deshalb Kritik und Vorwurf als unerträglich empfinde.
» mein »schlechtes Gewissen« sich sehr schnell regt.

Wege zur Heilung

Im Folgenden möchte ich Ihnen einige kurze Anregungen geben. Sie sollten mit einem Menschen, dem Sie vertrauen, darüber sprechen.

1. Ich fange gleich heute mit meinem veränderten Verhalten an.
2. Nur den heutigen Tag will ich meistern (nicht auf das Ziel schauen, sondern nur auf den nächsten Schritt).
3. Messlatte der eigenen Erwartungen heruntersetzen.
4. Angenehme Tätigkeiten vermehrt durchführen.
5. Einmal am Tag durch Sport ins Schwitzen kommen.
6. Ich weiß: Nach Regen kommt Sonnenschein. Keine Depression dauert ewig.

Übungen für den inneren Frieden

1. Wenn ich depressiv bin – sich nicht darüber ärgern – sondern akzeptieren. Ich will positive Gedanken dagegensetzen.

2. Ach, wie geht es mir schlecht – s t o p p – was kann ich jetzt dagegen tun?

3. Klopfe dir jeden Tag auf die Schulter – rede jeden Tag fünf Minuten zu dir wie zu einem guten Freund.

4. Niemals ..., nie ... gelten nicht mehr.

5. Ich will die zehn angenehmsten Tätigkeiten in meinem Leben aufschreiben – und dann jeden Tag so viel wie möglich davon verwirklichen.

6. Ich will an einem gewöhnlichen Alltag aufschreiben, was mir Freude machte und was mich belastet hat. Was kann ich ändern?

7. Hör auf, streng zu dir zu sein.

8. Finde Oasen der täglichen Entspannung.

9. Ich will mich mit positiven Dingen und Menschen umgeben.

10. Ich lege meine Maske ab und will spontan handeln – »Es wird von mir verlangt« wandelt sich in »Ich möchte«.

11. Wer immer perfekt sein will, ist langweilig. Die Kanten, die ein Mensch hat, machen ihn einzigartig und sogar sympathisch.

12. Vielleicht verhindert meine Empfindlichkeit vor möglicher Kritik oder Enttäuschung den Weg zum anderen Menschen.

13. Wer wenig ausprobiert, kann wenig entdecken.

14. Wenn es keine perfekte Lösung gibt, versuche die unperfekte.

15. Vorurteile beseitigen: »Wie recht ich doch hatte, die anderen sind schuld an allem.«

16. Wenn du ein Ziel hast, suche dir nicht den schwersten Weg.

17. Den Wandel bejahen und sich nicht dagegenstemmen.

Was kann ich tun, damit die Depression nicht wiederkommt?

Von Dr. Michael Kropp

» Ich übernehme die Verantwortung für mein Leben.

» Ich setze mir kleine erreichbare Ziele für heute, für den Monat; für das Jahr.

» Ich freue mich über die kleinsten Verbesserungen.

» Ich mache jeden Tag zehn Minuten Gymnastik.

» Ich bin wieder neugierig auf das Leben.

» Ich gönne mir (gegen den Trend) Muse und Beschaulichkeit (weniger ist mehr!).

» Was kann ich heute vom Vorgenommenen streichen?

» Ich will mir heute selber auf die Schulter klopfen und mich belohnen.

» Morgens: Auf was freue ich mich heute? Was wird mir Spaß machen?

» Mit wem werde ich heute eine ehrliche und liebevolle Begegnung haben?

Ermutigungs- und Stärkungsübungen

Übungen nach Dr. Michael Kropp

Versuchen Sie, jeden Tag mindestens einmal die Übungen zu machen. Sollten Ihnen die Lust und Bereitschaft verlorengehen, so fangen Sie wenigstens mit der Übung an und brechen Sie ab, wenn Sie keine Motivation mehr haben.

Am nächsten Tag beginnen Sie mit der Übung wieder von vorne. Man weiß, dass erst nach vier Wochen täglicher Übung (einmal am Tag) eine positive Veränderung eintritt.

Ideal wäre, eine feste Zeit und immer den gleichen Platz für diese Übungen zu finden. Dauer der Übung: fünf Minuten. Wer hat diese Zeit nicht! (Entspricht etwa einer Werbeeinheit im Fernsehen)

Beginn

Stellen Sie sich etwas breitbeinig vor ein Fenster oder ein schönes Bild (Lieblingsplatz in Ihrer Wohnung) und stellen Sie sich vor, wie ein Baum fest in der Ecke zu wurzeln.

Richten Sie sich dann auf wie eine stolze Königin/wie ein stolzer König. In dieser Haltung machen Sie Ihre Übungen. Versuchen Sie, dabei innerlich und äußerlich zu lächeln.

Erste Übung

Sich mit der rechten Hand den linken Handrücken (linke Hand hängt lose herab) vom Handgelenk bis zum Brustkorb beklopfen (= Lymphflüssigkeit zum Herzen klopfen).

Wenn Sie den Brustkorb rhythmisch beklopfen, sagen Sie mehrmals: »Mein Herz schlägt ruhig und kräftig.«

Dann sich mit der linken Hand den rechten Handrücken (rechte Hand hängt lose herab) bis zum Brustkorb beklopfen und Sie sprechen wieder mehrmals rhythmisch:»Mein Herz schlägt ruhig und kräftig.«

Zweite Übung

Stehen Sie – wie oben beschrieben – fest verwurzelt in der Erde da. Die Arme hängen entspannt in natürlicher Haltung herab, die Hände sind locker.

Heben Sie im Einatmen aus dieser Position heraus gleichzeitig beide Arme in einem seitlichen Halbkreis über den Kopf und dehnen Sie den Brustkorb in der Aufwärtsbewegung weit aus.

Wenn sich die Hände über dem Kopf getroffen haben, legen Sie die Handflächen aneinander und strecken sich in der Wirbelsäule. Während der ganzen Zeit haben Sie langsam eingeatmet. Dabei denken Sie:»Ich begrüße den Tag.«

Die Handflächen liegen aneinander über dem Kopf, jetzt atmen Sie langsam aus, während Sie gleichzeitig die gefalteten Hände bis unter die Nasenspitze absenken. In dieser statischen Position (gefaltete Hände unter der Nasenspitze) langsam weiter ausatmen:»Ich danke für den Tag.«

Im Einatmen trennen sich die Hände und sinken in die Ausgangsposition zurück und beginnen wieder von vorne:»Ich nutze den Tag.«

Dritte Übung

Abklopfen wie oben beschrieben, dabei folgende Formeln sagen: »Ich gehe heute liebevoll und achtsam mit mir um.« – »Ich bin stolz auf mich.« (Dabei sich aber auf die Schultern klopfen!)

Vierte Übung

Beide Hände so halten, als ob Sie in die Hände ein Geschenk bekämen und sich die Formel sagen:»Ich lasse mir den heutigen Tag schenken.« Dabei sich mit allen Sinnen möglichst detailliert vorstellen, was Ihnen heute geschenkt wird oder was Sie dazu beitragen können, einen schönen Tag zu erleben.

Dabei atmen Sie ruhig 20–30 Sekunden ein und aus, haben die Augen geschlossen.

Fünfte Übung

Sie beklopfen rhythmisch das obere Drittel des Brustbeins mit den linken Fingerspitzen und wiederholen dabei mehrmals:»Ich akzeptiere mich mit all meinen Problemen und Ängsten.« –»Ich bin dankbar und mutig.«

Atemübung

Bei dieser Übung ist es wichtig, die Atmung künstlich, sowohl beim Einatmen als auch beim Ausatmen, zu verlängern und beim Einatmen so viel Luft wie möglich in die Lunge einzuatmen, so als ob sie fast platzen würde. Beim langsamen Einatmen sich vorstellen:»Ich tanke positive Energie.«

Und beim langsamen Ausatmen (mit spitzem Mund, damit nicht zu viel Luft entweichen kann) sich innerlich sagen:»Sorgen und Belastungen heraus.« So lange ausatmen, bis fast keine Luft mehr in der Lunge ist. Dies dreimal ganz langsam machen und dann wieder normal weiteratmen.

Schlussübung

Sie klopfen sich wieder mit der linken Hand rhythmisch auf das obere Brustbein und wiederholen dabei mehrmals den Satz: »Ich habe es verdient, dass ich heute glücklich bin.« Oder wenn Ihnen dieser Satz mehr zusagt: »Ich liebe, hoffe und vertraue meinem Gott/Schicksal/dem Tag. Ich lasse mich in die Hände Gottes fallen.«

Ende der Übung

Je nach Temperament können Sie jetzt wählen: Entweder Sie zappeln wie in der Skigymnastik oder in der Diskothek mit allen Gliedmaßen locker herum, oder Sie verneigen sich mit gefalteten Händen würdevoll vor dem heutigen Tag.

Viel Glück!